职业健康与安全

ZHIYE JIANKANG YU ANQUAN

主 编　徐建春　王　浩
编 者　管金海　徐　昕　周璇璇　沈兆振
　　　　沈国才　陈虹燕　王　灿　徐　晶

扫码加入读者圈
轻松掌握重难点

南京大学出版社

内容简介

《职业健康与安全》主要内容分为 6 个项目,主要包括:法律法规、职业健康、职业安全、个体防护、急救与避险、食品安全及传染病防控。

本书可读性强,是所有需要了解职业健康与安全的日常实例和法律含义的学生的基础读物。全书在简明扼要的理论阐述基础上,引用了大量贴近实际的案例,使本书内容更具实用性和可操作性。

《职业健康与安全》不仅可作为职业院校课程教材或参考用书,亦可作为各行业在职人员职业健康与安全的培训教材。

图书在版编目(CIP)数据

职业健康与安全 / 徐建春,王浩主编. — 南京:南京大学出版社,2018.1(2022.12 重印)

ISBN 978 - 7 - 305 - 19669 - 0

Ⅰ. ①职… Ⅱ. ①徐… ②王… Ⅲ. ①劳动卫生－高等学校－教材②劳动安全－高等学校－教材 Ⅳ. ①R13 ②X92

中国版本图书馆 CIP 数据核字(2017)第 305916 号

出版发行　南京大学出版社
社　　址　南京市汉口路 22 号　　　邮　编　210093
出 版 人　金鑫荣

书　　名　职业健康与安全
主　　编　徐建春　王　浩
责任编辑　尤　佳　　　　　　编辑热线　025 - 83596997
照　　排　南京开卷文化传媒有限公司
印　　刷　丹阳兴华印务有限公司
开　　本　787×1092　1/16　印张 10　字数 262 千
版　　次　2018 年 1 月第 1 版　　2022 年 12 月第 5 次印刷
ISBN　978 - 7 - 305 - 19669 - 0
定　　价　26.00 元

网　　址　http://www.njupco.com
官方微博　http://weibo.com/njupco
微信服务号　njuyuexue
销售咨询　025 - 83594756

扫一扫教师免费申请教学资源

前　言

近年来,我国安全生产工作取得积极成效,事故总量、死亡人数、重特大事故继续下降。但安全生产形势依然严峻复杂,我国仍处于生产安全事故易发多发的特殊时期。据不完全统计,导致事故致因的主要因素 90% 是人的因素,主要与从业人员的安全素质相关。作为职业院校,主要培养的是未来一线工作的高素质劳动者和技术技能型人才。他们将来是发生各类生产安全事故最直接、最主要的受害者。他们安全素质的高低,直接影响着事故预防和控制工作的好坏。

目前,由于职业学校学生普遍缺少专业的、系统的职业健康与安全理论知识教育和安全技能训练,导致学生毕业后在企业岗位缺乏对生产中存在的安全风险和隐患辨识能力,使事故的发生可能性加大,对劳动者的健康和生命、财产安全产生威胁。

党的十九大报告中指出"树立安全发展理念,弘扬生命至上、安全第一的思想,健全公共安全体系,完善安全生产责任制,坚决遏制重特大安全事故,提升防灾减灾救灾能力。"这是我党面对新时期经济建设迅猛发展中的新特点,面对严峻的安全形势,提出的明确要求。

同时,国家《安全生产"十三五"规划》中也提及要提升全民安全素质,完善安全生产现代职业教育制度。

因此,职业学校学生在校期间除学好专业知识以外,还应接受系统的职业健康与安全教育,学习和掌握适应时代要求的职业健康与安全知识和技能十分重要。将职业健康与安全教育关口前移,将以往在企业的职业健康与安全引入到职业教育教学体系中,可以使学生在走上工作岗位前学习良好的安全行为规则和规范,提高学生的安全素质,与企业安全要求实现无缝对接。

《职业健康与安全》主要内容分为 6 个项目,主要包括:法律法规、职业健康、职业安全、个体防护、急救与避险、食品安全及传染病防控。

由于编写时间仓促和水平有限,书中难免会出现一些不足之处,敬请老师学生批评指正。

编　者

2017 年 11 月

目　录

项目一　法律法规

情境导入

　　王某系某市建筑工程公司工人,2005 年 10 月 15 日上午,王某在某工厂改扩建工程施工工地清理现场时,未听安全监护人员劝告,擅自进入红白带禁区内清理夹头。同时,该队另一名工人刘某正在 14 米高的平台上寻找工具,不慎碰动一小块铜模板,导致铜模板从 14 米高平台的预留孔中滑下,正好击中王某戴有安全帽的头部,王某经抢救无效,于 10 月 22 日死亡。

　　试分析一下,本案例中涉及职工哪些权利和义务,如何进行依法问责,应吸取哪些经验教训呢?

本项目内容结构

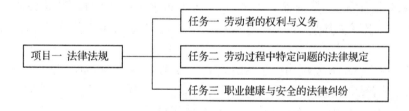

项目一　法律法规
- 任务一　劳动者的权利与义务
- 任务二　劳动过程中特定问题的法律规定
- 任务三　职业健康与安全的法律纠纷

学习目标

　　1. 了解《中华人民共和国安全生产法》和《中华人民共和国劳动法》关于从业人员或劳动者的权利和义务的说明,掌握其规定;

　　2. 掌握劳动过程中特定问题的法律规定;

　　3. 掌握劳动关系纠纷的解决途径;

　　4. 了解职业病的认定及鉴定与治疗的规定;

　　5. 掌握认定工伤的标准和程序。

任务一　劳动者的权利与义务

任务导入

案例：张某于 2009 年进入上海某房地产公司从事销售工作。2011 年，由于公司业绩大幅下滑，张某的收入也出现了大幅缩水。同年 5 月 10 日，张某以电话的方式口头向房地产公司的总经理提出辞职。总经理则回复，公司目前处于非常时期，并且张某正在跟进几个比较重要的项目，所有资料都在张某手上，希望张某能与公司共同渡过难关。然而，张某在未获得公司同意的情况下自第二天起便未再上班，也未办理任何交接手续。张某的突然离职，直接导致其负责的项目无法继续，对公司造成严重损失。对此，张某的解释是，劳动法赋予了员工辞职权，他是在行使自己的正当权利。

1. 通过案例分析，应如何正确运用相关法律维护自身的权利和应尽的义务，认识到权利和义务是辩证地统一于劳动关系中。

2. 张某主张他的权利合理吗？公司要求张某赔偿损失有法律依据吗？

任务分析

在劳动过程中，劳动者既享有相应的法律权利，又要承担相应的法律义务，二者是辩证的统一体。权利和义务是对等的，劳动者履行劳动者的义务，是享受劳动者权利的前提，如不履行提高职业技能的义务，就难以享受平等就业和选择职业的权利，难以取得劳动报酬的权利，当然也难以享受其他的权利。同时，义务都是从业人员在安全生产方面不可推卸的责任。

现实生活中，会有用人单位违反法律的规定，单方解除劳动者，给劳动者的合法权益造成损害。那么，劳动者是否也会存在违法解除的情形，进而也需要承担赔偿责任呢？

有的人会错误地认为劳动合同法等劳动法律法规赋予劳动者辞职权，因此，用人单位无权阻止劳动者离职，劳动者选择辞职是法律所允许的，不会给用人单位造成损害，也不需要承担任何违约责任。这种理解显然是片面的。实际上，劳动法律对劳动者辞职设置了程序性的要求，即在试用期内应当提前 3 天提出，试用期满后应当提前一个月提出辞职的请求，而不是随时提出随时走人。如果劳动者违反了这一程序性要求，则很可能给用人单位正常的经营带来影响，甚至造成严重的经济损失。

上述案例中张某未经房地产公司的同意，在提出辞职后的第二天便突然离职，没有办理离职手续，给房地产公司带来了一定的经济损失，其应当为自己的行为承担相应的后果。当然，对于损失的具体数额还有待于房地产公司提供相应的证明材料。

一、劳动者的权利

1.《劳动法》第三条规定的八项权利

(1) 劳动者享有平等就业和选择职业的权利；

(2) 取得劳动报酬的权利；

(3) 休息休假的权利；

(4) 获得劳动安全卫生保护的权利；

(5) 接受职业技能培训的权利；

(6) 享受社会保险和福利的权利；

(7) 提请劳动争议处理的权利；

(8) 法律规定的其他劳动权利。

2.《安全生产法》规定的五项权利

(1) 危险情况和应急措施的知情权；

(2) 享受工伤保险和伤亡求偿权；

(3) 安全管理的批评检控权；

(4) 拒绝违章指挥和强令冒险作业权；

(5) 紧急情况下的停止作业和紧急撤离权。

二、劳动者的义务

1.《劳动法》规定的四项义务

(1) 必须严格遵守安全操作规程，遵守用人单位的规章制度；

(2) 必须按规定正确使用各种劳动防护用品；

(3) 在劳动过程中，劳动者有义务听从用人单位管理人员正确的生产指挥，不得随意行动；

(4) 在劳动过程中发现不安全因素或者危及安全与健康的险情时，有义务向管理人员报告。

2.《安全生产法》规定的四项义务

(1) 遵章守规，服从管理的义务；

(2) 正确佩戴和使用劳保用品的义务；

(3) 接受安全培训，掌握安全生产技能的义务；

(4) 发现事故隐患或者其他不安全因素及时报告的义务。

三、用人单位的五项义务

(1) 必须严格执行国家安全生产法规和标准；

(2) 必须建立健全劳动安全卫生制度；

(3) 必须对职工进行安全生产的教育；

(4) 必须改善劳动条件，提供劳动防护用品；

(5) 对女职工和未成年工实行特殊的劳动保护。

特别提示：

《劳动法》以及《劳动合同法》等劳动法律法规均以"倾斜保护劳动者"为立法原则，以加强对劳动者权益保障的方式，平衡劳动者和用人单位的力量对比。但是，倾斜保护并不意味着全部保护，用人单位损害劳动者利益固然需要承担赔偿责任，但是如果劳动者因自身过错行为，违反双方合法的约定或是给用人单位造成损失的，也同样需要承担赔偿责任。

用人单位在安全生产中的权利主要体现在对于严重违反劳动纪律或安全规章制度的职

工,有权解雇与其签订劳动合同的劳动者。

任务实施

　　分组对案例进行分析,从而加深对权利和义务的理解,在遇到具体问题时,如何去处理,在分析案例时,要充分利用相关法律规定的条文,分析违反了哪条法律规定,做到有根有据,分析透彻,让人信服。

一、案例分析1　劳动者的权利

【设计案例】

　　上海市劳动者沈某与上海市 A 公司于 2004 年 4 月签订劳动合同,约定合同期限为 2004 年 4 月 10 日至 2005 年 10 月 9 日,试用期六个月(2004 年 4 月 10 日至 2004 年 10 月 9 日是试用期),试用期月工资 600 元(已扣除"三金"),转正后月薪 1 000 元(未扣除"三金"及税金)。2005 年 7 月 9 日,A 公司以沈某不胜任工作为由单方解除劳动合同,并即时在网上办理了退工登记备案,但以沈某应退回公司为其支付的培训费为由扣留其《劳动手册》、退工单等,并明示不支付任何补偿金。沈某因《劳动手册》、退工单被扣,无法正常再就业,沈某委托律师和公司再三交涉,公司才于 2005 年 8 月 15 日发还其《劳动手册》和退工单。沈某于 2005 年 8 月 23 日申请劳动仲裁。

　　试分析以上案例中,沈某有哪些权利受到了侵害? 沈某如何来维护自己的合法权利?

　　分析如下:

　　1. 合法权利受到 A 公司侵害的有:

　　(1) 按《上海市劳动合同条例》(以下简称《条例》)第十三条规定,劳动合同期限满一年不满三年的,试用期不得超过三个月,本例中试用期为六个月;

　　(2) 试用期月工资为 600 元,低于当时上海市最低工资标准(635 元/月);

　　(3) A 公司未按规定支付解除合同的经济补偿金;

　　(4) 根据《条例》第三十二条规定,以劳动者不胜任工作为由解除劳动合同的,用人单位应提前三十天通知,A 公司没有提前通知;

　　(5) A 公司非法扣留沈某《劳动手册》和退工单。

　　2. 沈某受到侵害的各项权利具体维护办法如下:

　　(1) 2004 年 4 月 10 日至 2004 年 7 月 9 日共三个月试用期月工资 600 元,低于最低工资标准部分,应予以补足。根据《违反和解除劳动合同经济补偿办法》(以下简称《补偿办法》)第四条规定,还应支付低于部分 25% 作为经济补偿金。

　　(2) 2004 年 7 月 10 日至 2004 年 10 月 9 日应为正式期,A 公司应按 1 000 元/月支付沈某工资,不足部分应予补足,并按《补偿办法》第三条之规定,支付 25% 经济补偿金。

　　(3) 根据《劳动法》第二十八条、《补偿办法》第七条、《条例》第四十二条之规定,沈某在 A 公司工作每满一年,A 公司应支付相当于一个月工资的经济补偿金,沈某在 A 公司工作了一年零三个月,应支付相当于两个月工资的经济补偿金,即 2 000 元。

　　(4) 根据《条例》第三十二条规定,以劳动者不胜任工作为由解除劳动合同的,用人单位应提前三十天通知,A 公司未尽提前通知义务,应支付一个月工资替代提前通知期,同时应按规定缴纳三金。

（5）依《上海市单位招工、退工管理办法》第十二条规定，A 公司应在七日内（即 2005 年 7 月 16 日之前）办妥退工手续，把《劳动手册》和退工单应交给沈某，但 A 公司却拖延至 8 月 15 日才予以办妥，共拖延 31 天，应赔偿由此给沈某造成的损失。

综上分析，沈某可请求 A 公司支付工资报酬、经济补偿等。如果沈某或者 A 公司对劳动行政部门的处理决定不服，应通过行政复议或者行政诉讼的途径解决。

由上可见，用人单位违法侵害劳动者权利的代价是相当大的。

二、案例分析 2　劳动者的义务

【设计案例】

张某系知名高校的大学应届毕业生，毕业后经应聘进入上海某国际贸易有限公司（以下简称"贸易公司"）。2008 年 5 月，贸易公司安排张某赴美国总部参加专项技术培训，并签订了培训协议。双方约定张某在培训结束后需要为贸易公司至少服务 5 年，否则，应当按未满期限的比例承担培训费用，作为违约金。2011 年 8 月，张某主动提出辞职，办理离职交接时，贸易公司要求张某承担违约金 2 万元。

试分析以上案例，公司要求张某承担违约金，是否合法？张某违反了哪项义务？

分析如下：

1. 为了挽留人才，不断提高自身的竞争力，很多用人单位会出资为优秀的员工提供专业技术培训，不断提升人力资本的质量。为了避免少数员工在技能得到提升后选择跳槽，或因其他原因导致提前离职，造成人才流失，劳动合同法规定用人单位可以与接受专业技术培训的劳动者订立服务期协议，约定在培训后的一定期限内劳动者不得提前离职，否则将承担违约责任，按比例赔偿用人单位出资的培训费。

2. 案例中，张某提前辞职的行为已经违反了培训协议中约定的服务期义务，给贸易公司造成了损失，因此，其应当承担赔偿责任。

任务总结

通过学习和案例分析，充分理解劳动者的权利和义务在实际生活中如何运用。从案例分析中体会到权利与义务的对等，在享受权利的同时，如何正确履行自己的义务。

任务拓展

一、法律的定义

法律有广义、狭义两种含义：狭义的法律专指享有国家立法权的国家机关，依照法定程序制定的规范性文件；广义的法律也就是法，它是由国家制定或认可，反映统治阶级意志，并由国家强制力保证实施的行为规范总和。

二、法规的定义

法规的含义更加广泛，通常指国务院行政法规和地方性法规，有时也指除狭义法律之外的所有规范性文件。

三、对本项目开头情境导入的案例进行分析：

《中华人民共和国劳动法》第五十六条规定："劳动者在劳动过程中必须严格遵守安全操作规程"，劳动者"对危害生命安全和身体健康的行为，有权提出批评、检举和控告"，某市建筑工程公司工人王某既未对工地管理混乱、安全防护措施缺乏提出批评，又违章进入红白带警戒区作业，违反了《劳动法》关于劳动者在劳动安全方面的权利和义务的规定。根据《中华人民共和国劳动法》的规定，职工在享受劳动保护权利的同时还须承担如下义务：必须严格遵守安全操作规程及用人单位的规章制度；必须按规定正确使用各种防护用品；劳动过程中，应听从生产指挥，不得随意行动；发现不安全因素或危及健康安全的险情时，应向管理人员报告。

1. 处理结果

（1）事故主要责任者王某因已死亡，不做处理；

（2）劳动监察部门建议某市建筑工程公司认真吸取教训，进一步加强甲、乙双方在项目承包过程中的安全生产责任制，并根据当地劳动保护监察暂行条例有关条款规定，分别处以2 000元及6 000元罚款。

2. 经验教训

（1）加强对职工进行安全纪律和安全操作规程的教育，提高职工遵章守纪的自觉性，在施工中做到"三不伤害"（不伤害自己、不伤害他人、不被他人伤害），杜绝冒险作业，违章操作；

（2）加强安全生产岗位责任制，建立班组安全管理制度，危险作业区域必须指定专人严格管理，对违章行为严肃处理；

（3）强化对职工安全教育，安全管理、督促检查，并指派专人对口负责，落实安全责任制。

思考与练习

1. 从业人员的权利有哪些？

2. 从业人员的义务有哪些？

3. 案例分析题：赵某入职某预算公司担任预算部经理，双方签订了三年期固定期限劳动合同，并约定了三个月试用期。试用期内，预算公司以赵某表现不合格、所做《土方量审核意见稿》中预算工程量存在严重误差，不符合录用条件为由与其解除劳动合同。赵某不认可《土方量审核意见稿》系其所做，认为单位与其解除劳动合同系违法解除，要求与预算公司继续履行劳动合同。

试分析：

（1）赵某的要求是否合理？

（2）单位与其解除劳动合同是否有效，是否违法？

任务二　劳动过程中特定问题的法律规定

任务导入

案例:郑某是某大酒店的客房服务员,2000年3月该大酒店客房服务岗位经青岛市劳动保障局审批为实行不定时工作制的岗位。2001年1月郑某开始值夜班,工作时间自下午6:00至第二天早上6:00,工作了三个月以后,郑某认为其每天工作12小时,酒店应按有关规定支付加班工资,经与酒店协商未果,向劳动争议仲裁委员会提起申请,要求酒店支付加班工资。

1. 加班加点在许多企业中是常见的现象,作为一名员工,如何来判断自己加班加点了,又如何来获得经济补偿呢?

2. 本案例中,郑某要求酒店支付加班工资有效吗? 仲裁会支持他的请求吗?

3. 通过本任务学习,掌握《劳动法》中对工作时间和休假制度的规定、对女工的特殊保护以及对未成年工的特殊保护,能够运用相关法律维护自身的正当权利。

4. 能对一些简单案例进行分析,找出违反哪些法律规定。

5. 能正确理解侵犯劳动者休息休假权利的法律责任。

任务分析

《劳动法》为了保护劳动者的职业健康与安全,对工作时间与休假制度,特定主体的保护等专门做了规定,这些规定是确保劳动者职业安全与健康的重要保障,也是劳动者维护自身权利的法律依据。

上述案例中郑某从事客房服务岗位系经市劳动保障行政部门批准的实行不定时工作制的岗位,依据劳动部《工资支付暂行规定》的有关规定,对实行不定时工作制岗位的职工,用人单位可不支付加班工资,因此驳回了郑某的仲裁申请。

本案中某大酒店的客房服务工种系经劳动行政部门批准的实行不定时工作制的工种,根据劳动部《关于企业实行不定时工作制和综合计算工时工作制的审批办法》第四条规定,企业中的高级管理人员、外勤人员、推销人员、部分值班人员、长途运输人员、出租汽车司机、铁路港口仓库的部分装卸人员等可以实行不定时工作制,但要报相应劳动保障行政部门批准。对未经劳动保障行政部门批准的,有关人员可向劳动监察部门投诉,由劳动监察部门对用人单位做出行政处罚。

一、对工作时间的规定

1.《劳动法》第三十六条规定,国家实行劳动者每日工作时间不超过8小时,平均每周工作时间不超过40个小时的工时制度。

2.《劳动法》第三十七条规定,对实行计件工作的劳动者,用人单位应当根据本法第三十六条规定的工时制度合理确定其劳动定额和计件报酬标准。

3.《劳动法》第三十八条规定,用人单位应当保证劳动者每周至少休息一日。

4.《劳动法》第三十九条规定,企业因生产特点不能实行本法第三十六条、第三十八条规定的,经劳动行政部门批准,可以实行其他工作和休息办法。在正常的情况下,任何单位和个人不得擅自延长劳动者的工作时间。

二、对休息休假的规定

1.《劳动法》第四十条规定,用人单位在下列节日期间应当依法安排劳动者休假:

(1)元旦;(2)春节;(3)国际劳动节;(4)国庆节;(5)法律、法规规定的其他休假节日。

2.《劳动法》第四十一条规定,用人单位由于生产经营需要,经与工会和劳动者协商后可以延长工作时间,一般每日不得超过一小时;因特殊原因需要延长工作时间的,在保障劳动者身体健康的条件下延长工作时间每日不得超过三小时,但是每月不得超过三十六小时。

3.《劳动法》第四十二条规定,有下列情形之一的,延长工作时间不受本法第四十一条规定的限制:

(1)发生自然灾害、事故或者因其他原因,威胁劳动者生命健康和财产安全,需要紧急处理的;

(2)生产设备、交通运输线路、公共设施发生故障,影响生产和公众利益,必须及时抢修的;

(3)法律、行政法规规定的其他情形。

4.《劳动法》第四十三条规定,用人单位不得违反本法规定延长劳动者的工作时间。

5.《劳动法》第四十四条规定,有下列情形之一的,用人单位应当按照下列标准支付高于劳动者正常工作时间工资的工资报酬:

(1)安排劳动者延长工作时间的,支付不低于工资的百分之一百五十的工资报酬;

(2)休息日安排劳动者工作又不能安排补休的,支付不低于工资的百分之二百的工资报酬;

(3)法定休假日安排劳动者工作的,支付不低于工资的百分之三百的工资报酬。

6.《劳动法》第四十五条规定,国家实行带薪年休假制度。

劳动者连续工作一年以上的,享受带薪年休假。具体办法由国务院规定。

三、对女工的特殊保护规定

1. 用人单位应当加强女职工劳动保护,采取措施改善女职工劳动安全卫生条件,对女职工进行劳动安全卫生知识培训。

2. 用人单位应当遵守女职工禁忌从事的劳动范围的规定。用人单位应当将本单位属于女职工禁忌从事的劳动范围的岗位书面告知女职工。

3. 用人单位不得因女职工怀孕、生育、哺乳降低其工资、予以辞退、与其解除劳动或者聘用合同。

4. 女职工在孕期不能适应原劳动的,用人单位应当根据医疗机构的证明,予以减轻劳动量或者安排其他能够适应的劳动。

5. 对怀孕 7 个月以上的女职工,用人单位不得延长劳动时间或者安排夜班劳动,并应当在劳动时间内安排一定的休息时间。怀孕女职工在劳动时间内进行产前检查,所需时间计入劳动时间。

6. 女职工生育享受 98 天产假,其中产前可以休假 15 天;难产的,增加产假 15 天;生育多胞胎的,每多生育 1 个婴儿,增加产假 15 天。女职工怀孕未满 4 个月流产的,享受 15 天产假;

怀孕满 4 个月流产的,享受 42 天的产假。

7. 女职工产假期间的生育津贴,对已经参加生育保险的,按照用人单位上年度职工月平均工资的标准由生育保险基金支付;对未参加生育保险的,按照女职工产假前工资的标准由用人单位支付。女职工生育或者流产的医疗费用,按照生育保险规定的项目和标准,对已经参加生育保险的,由生育保险基金支付;对未参加生育保险的,由用人单位支付。

8. 对哺乳未满 1 周岁婴儿的女职工,用人单位不得延长劳动时间或者安排夜班劳动。用人单位应当在每天的劳动时间内给予其两次哺乳(含人工喂养)时间,每次 30 分钟,女职工生育多胞胎的,每多哺乳 1 个婴儿,每次哺乳时间增加 30 分钟。

9. 女职工比较多的用人单位应当根据女职工的需要,建立女职工卫生室、孕妇休息室、哺乳室等设施,妥善解决女职工在生理卫生、哺乳方面的困难。

10. 在劳动场所,用人单位应当预防和制止对女职工的性骚扰。

四、对未成年工的特殊保护规定

我国规定未成年工是指年满十六周岁未满十八周岁的劳动者。由于未成年工正处于身体的生长发育期,国家根据未成年工的身体状况和生理特点,规定对未成年工在劳动中的安全和卫生加以特殊保护。

1. 国家明确规定禁止使用童工

童工是指未满十六周岁的劳动者。《中华人民共和国劳动法》第十五条规定:禁止用人单位招用未满十六周岁的未成年人。

2. 对未成年工实行特殊劳动保护

根据《中华人民共和国劳动法》规定,未成年工是指年满十六周岁未满十八周岁的劳动者。《中华人民共和国劳动法》第五十八条规定:国家对女职工和未成年工实行特殊劳动保护。第六十四条规定,不得安排未成年工从事矿山井下、有毒有害、国家规定的第四级体力劳动强度的劳动和其他禁忌从事的劳动。第六十五条规定:用人单位应当对未成年工定期进行健康检查。

3. 对使用童工的单位处以罚款等行政处罚;对使用童工情节恶劣的,提请工商行政管理部门吊销企业的营业执照;对使用童工的有关责任人员,提请有关主管部门给予行政处分,构成犯罪的,由司法机关依法追究刑事责任。对用人单位违反劳动法对未成年工的保护规定,侵害其合法权益的,由劳动保障行政部门责令改正,处以罚款;对未成年工造成损害的,应当承担赔偿责任。

任务实施

在教室分组进行,对案例进行分析,从而加深对特殊法律规定的理解,在遇到具体问题时,如何去处理,在分析案例时,要充分利用相关法律规定的条文,分析违反了哪条法律规定,做到有根有据,分析透彻,让人信服。

一、案例分析 1　加班的规定

【设计案例】

陈某于 2011 年 4 月 20 日入职某科研公司,担任调查员一职,其月工资为 5 100 元。陈某正常工作至 2014 年 2 月 10 日并离职,科研公司向其支付工资至该日。2014 年 2 月 17 日,陈某就其与科研公司的加班工资争议向仲裁委提起了申诉。庭审中,陈某主张 2014 年 1 月 1 日至 2014 年 2 月 10 日期间其每天工作 8 小时、每周工作 7 天,每周有 2 天休息日加班。

试分析以上案例中,陈某主张加班合理吗? 加班工资应当发放吗? 如果加班该如何维护自己的合法利益?

分析如下:

1. 仲裁庭对双方进行了耐心细致的调解工作,告知陈某参照《最高人民法院关于审理劳动争议案件适用法律若干问题的解释(三)》的规定,涉及加班事实的举证责任由劳动者承担,而他仅提供了一份书面证人证言,证明 2014 年 1 月 1 日至 2014 年 2 月 10 日期间每天的工作时长情况,这位证人又没有出庭,科研公司对于证人证言的真实性也不予认可,依据证据规则,仲裁委对这份证人证言将无法采纳。同时告知科研公司应当以诚信为本,实事求是。最终双方达成调解,科研公司支付 2014 年 1 月 1 日至 2014 年 2 月 10 日期间法定节假日加班工资。

2. 根据单位的安排加班,员工应注意保留证据。

3. 加班工资的争议应当把握以下几个方面:第一,劳动者必须是从事用人单位安排的加班,自行加班不能要求加班工资。第二,用人单位安排劳动者在休息日也就是双休日加班的,应当首先安排劳动者倒休,不能安排倒休的,应当按照劳动者的工资标准支付 200% 的加班工资;如果安排劳动者在平时或者法定节假日加班,则不能以倒休为借口不支付加班工资,除非双方另有协议。第三,如果劳动者执行的是非标准工时制,执行不定时工时制的,劳动者无权要求加班工资;执行综合工时制的,劳动者可以就超过法定工时部分按照延时加班的标准主张加班工资,遇法定节假日上班,有权要求法定节假日的加班工资。

4. 虽然法律规定了加班事实的举证责任由劳动者负担,但劳动者有证据证明单位掌握着其加班事实的证据而拒不提供的,单位要承担败诉的后果。

二、案例分析 2　女工的特殊保护

【设计案例】

付女士于 2011 年 6 月入职某航空公司,担任出纳一职,双方签订三年期固定期限劳动合同,合同中约定付女士的月基本工资为 1 800 元,加上岗位工资每月共计 6 000 元,付女士在职期间航空公司未为其缴纳生育保险。2012 年 9 月付女士怀孕,之后一直坚持工作,只是有时按照医院的要求进行产前检查,但每次产检航空公司都将此算作事假,并扣发付女士相应的事假工资。2013 年 6 月 5 日付女士剖宫产生育一女,产假期间,航空公司一直按照付女士基本工资 1 800 元的标准每月向其支付工资。付女士于 2014 年 6 月 3 日提起仲裁,请求航空公司支付产检和产假期间工资差额。

试分析以上案例中,付女士有哪些权利受到了侵害? 女工做产检休产假期间工资应当照发吗? 她的请求合理吗?

分析如下:

1. 仲裁委审理后认为,依据《女职工劳动保护特别规定》第六条的规定,女职工依法享有产前检查的权利,怀孕女职工如在劳动时间内进行产前检查,所需时间应计入劳动时间,且用人单位应为怀孕女职工适时地提供方便,女职工在劳动时间进行产前检查的,按出勤对待,不能按病假、事假、旷工处理,故航空公司应支付付女士产检期间克扣的工资。由于航空公司没有为付女士缴纳生育保险,因此付女士产假期间工资应由航空公司承担,工资标准参照她正常出勤的月工资水平。

2. 本案中,航空公司在付女士产假期间以每月基本工资 1 800 元的工资标准向她支付产假工资,不符合相关法律规定,所以,航空公司应补足付女士产假期间的工资差额。

3. 女工做产检休产假,期间工资应当照发。

4. 我国法律对于女职工特别是处在孕期、产期和哺乳期(以下简称三期)内的女职工有一系列的特别保护措施。除了上述《女职工劳动保护特别规定》外,《劳动合同法》也规定,处在三期内的女职工,用人单位不得随意解除劳动合同。劳动合同期限届满而女职工尚处在三期内的,劳动合同应顺延至三期期满。但是法律对于女职工的特别保护也并非是无限的,如果女职工严重违反用人单位的规章制度,或者营私舞弊给用人单位造成重大损害的,用人单位有权依法解除劳动合同。另外,如果女职工与用人单位协商一致也可以解除劳动合同。

任务总结

通过学习,充分理解特殊问题的法律规定,能够解读国家关于劳动者的加班、休息、休假,以及女工、未成年工等方面的法律规定和保护条款。

任务拓展

一、工作时间与加班加点

1. 工作时间又称劳动时间

是指法律规定的劳动者在一昼夜和一周内从事劳动的时间。工作时间的长度由法律直接规定,或由集体合同或劳动合同直接规定。劳动者或用人单位不遵守工作时间的规定或约定,要承担相应的法律责任。

2. 加班加点,即延长工作时间

加班是指用人单位依法要求劳动者在休息日或法定休假日从事工作的时间;加点是用人单位依法要求劳动者在正常工作日之外延长工作的时间。

二、应当放假节日具体日期与时间

1. 根据国务院《全国年节及纪念日放假办法》的规定,以下节日用人单位应当依法放假:
(1) 新年(元旦),放假 1 天(1 月 1 日);
(2) 春节,放假 3 天(农历正月初一、初二、初三);
(3) 清明节,放假 1 天(农历清明当日);
(4) 劳动节,放假 1 天(5 月 1 日);
(5) 端午节,放假 1 天(农历端午当日);
(6) 中秋节,放假 1 天(农历中秋当日)
(7) 国庆节,放假 3 天(10 月 1 日、2 日、3 日);
2. 部分公民放假的节日及纪念日
(1) 妇女节(3 月 8 日),妇女放假半天;
(2) 青年节(5 月 4 日),14 周岁以上的青年放假半天;

（3）儿童节（6月1日），不满14周岁的少年儿童放假1天；

（4）中国人民解放军建军纪念日（8月1日），现役军人放假半天。

3. 全体公民放假的假日，如果适逢星期六、星期日，应当在工作日补假。部分公民放假的假日，如果适逢星期六、星期日，则不补假。

三、女职工禁忌

1. 从事的劳动范围

矿山井下作业；体力劳动强度分级标准中规定的第四级体力劳动强度的作业；每小时负重6次以上、每次负重超过20公斤的作业，或者间断负重、每次负重超过25公斤的作业。

2. 在经期

冷水作业分级标准中规定的第二级、第三级、第四级冷水作业；低温作业分级标准中规定的第二级、第三级、第四级低温作业；体力劳动强度分级标准中规定的第三级、第四级体力劳动强度的作业；高处作业分级标准中规定的第三级、第四级高处作业。

3. 孕期

作业场所空气中铅及其化合物、汞及其化合物、苯、镉、铍、砷、氰化物、氮氧化物、一氧化碳、二硫化碳、氯、己内酰胺、氯丁二烯、氯乙烯、环氧乙烷、苯胺、甲醛等有毒物质浓度超过国家卫生标准的作业；从事抗癌药物、己烯雌酚生产，接触麻醉剂气体等的作业；非密封源放射性物质的操作，核事故与放射事故的应急处置；高处作业分级标准中规定的高处作业；冷水作业分级标准中规定的冷水作业；低温作业分级标准中规定低温作业；高温作业分级标准中规定的第三级、第四级的作业；噪声作业分级标准中规定的第三级、第四级的作业；体力劳动强度分级标准中规定的第三级、第四级体力劳动强度的作业；在密封空间、高压室作业或者潜水作业，伴有强烈振动的作业，或者需要频繁弯腰、攀高、下蹲作业。

4. 在哺乳期

孕期禁忌从事的劳动范围的第一项、第三项、第九项；作业场所空气中锰、氟、溴、甲醇、有机磷化合物、有机氯化合物等有毒物质浓度超过国家职业卫生标准的作业。

四、侵犯劳动者休息休假权利的形式

1. 对法律明文规定禁止加班的特定主体，如怀孕的女工或者在哺乳期的女工安排加班；

2. 未与工会或者劳动者协商，用人单位单方面安排加班；

3. 变相延长工作时间，用人单位通过提高劳动定额等方式，使劳动者在正常工作时间内无法完成定额，而不得不延长工作时间、侵害劳动者休息的行为；

4. 超过法定的最高延长时间的规定；

5. 不按规定安排劳动者休息休假。

五、侵犯劳动者休息休假权利的法律责任

1. 县级以上人民政府人力资源社会保障行政部门、安全生产监督管理部门按照各自职责负责对用人单位遵守法律规定的情况进行监督检查。工会、妇女组织依法对用人单位遵守法律规定的情况进行监督。

2. 用人单位违反相关规定，侵害职工合法权益的，职工可以依法投诉、举报、申诉，依法向

劳动人事争议调解仲裁机构申请调解仲裁,对仲裁裁决不服的,依法向人民法院提起诉讼。侵害职工合法权益,造成职工损害的,依法给予赔偿;用人单位及其直接负责的主管人员和其他直接责任人员构成犯罪的,依法追究刑事责任。

思考与练习

1. 什么是法定节假日?
2. 对女工有哪些特殊规定?
3. 对未成年工的劳动做了哪些特殊的规定?
4. 案例分析题:

杨某于 2008 年 3 月进入某食品公司工作,工作岗位为操作工,双方签订《劳动合同书》。工作期间,食品公司没有为杨某缴纳社会保险。2014 年 6 月 24 日,杨某以食品公司未为其缴纳社会保险为由提出解除劳动合同,并向食品公司邮寄了《解除劳动合同通知书》。

食品公司主张其未为杨某缴纳社会保险的原因是其本人曾向单位写了自愿不缴纳社会保险的保证书,所以,未缴纳社会保险的责任在于杨某本人,不同意支付解除劳动合同经济补偿金。

试分析:

(1) 杨某是否可以以食品公司未为其缴纳社会保险为由提出解除劳动合同?
(2) 食品公司主张未缴纳社会的责任在于杨某正确吗?
(3) 单位是否应该支付解除劳动合同经济补偿金?

任务三　职业健康与安全的法律纠纷

任务导入

案例:2007 年 2 月 4 日,张某通过劳动中介公司在一家公司找到工作,并与该公司口头商定:张某的试用期为 1 个月,月工资为 1 600 元钱。试用期满后,张某多次向该公司提出签订书面劳动合同,该公司一直拖延不签订劳动合同。2008 年 3 月,因交通不便和自身年龄已大,张某向公司提出辞职,并要求公司结清当月的工资,公司提出张某与公司没有签订劳动合同,拒绝结清当月工资。双方发生纠纷。

1. 在本案中,用人单位不与劳动者签订书面劳动合同是否合法? 为什么?
2. 在本案中,劳动者未与用人单位签订劳动合同,发生争议是否可以申请劳动仲裁? 为什么?
3. 通过本任务学习,掌握劳动关系纠纷的类型及解决途径,如果出现职业病,如何进行认定和救治,如果出现工伤如何进行申请等相关问题;
4. 通过本章知识的学习,能对一些职业病、工伤案例进行分析;
5. 通过本章知识的学习,能正确理解劳动关系,对劳动纠纷,职业病、工伤认定、标准、程序的法律规定能正确解读。

任务分析

在劳动关系存续期间,劳动者与用人单位之间经常会发生一些劳动纠纷,会涉及职业病,工伤的认定、赔偿和治疗等问题,劳动者应当掌握和了解一些相应的法律规定,便于用法律的手段保护自己的合法权利。

上述案例中,用人单位凭借自己的优势和现今就业难的状况,通常不与劳动者签订书面的劳动合同,一旦发生争议的时候,劳动者因没有劳动合同,合法权益难以保障,而用人单位也借此逃避责任。

《劳动合同法》针对这个问题,做出了特别的规定:用人单位未按该法与劳动者订立书面劳动合同法的,存在以下法律后果:

自其用工之日起满一个月不满一年未与劳动者签订书面劳动合同的,应当向劳动者每月支付二倍的工资;

自其用工之日起满一年不与劳动者订立书面劳动合同的,视为已经与劳动者签订了无固定期限劳动合同;

其不按本法与劳动者订立无固定期限劳动合同的,自应当订立无固定期限劳动合同之日起向劳动者每月支付二倍的工资。

显然,本案例中用人单位不与劳动者签订劳动合同是不合法的,可以按照规定申请仲裁,或采取其他合法手段来维护自身的合法权益。

一、劳动关系纠纷的类型

1. 劳动纠纷:劳动关系当事人之间因劳动的权利与义务发生分歧而引起的争议。劳动关系纠纷的类型有四大类。

(1) 因用人单位开除、除名、辞退职工和职工辞职、自动离职而产生的劳动纠纷。开除是用人单位对严重违反劳动纪律,屡教不改,不适合在单位继续工作的劳动者,依法令其脱离本单位的一种最严厉的行政处分。除名是用人单位对无正当理由经常旷工,经批评教育无效,连续旷工超过 15 天,或者 1 年以内累计旷工超过 30 天的劳动者,依法解除其与本单位劳动关系的一种行政处分。辞退是用人单位对严重违反劳动纪律、规章、规程或严重扰乱社会秩序但又不符合开除、除名条件的劳动者,经教育或行政处分仍然无效后,依法与其解除劳动关系的一种行政处分。辞职是劳动者辞去原职务,离开原用人单位的一种行为。自动离职是劳动者自行离开原工作岗位,并自行脱离原工作单位的一种行为。上述情况均导致劳动关系终止,也是产生劳动纠纷的重要因素。

(2) 因执行国家的有关工资、保险、福利、培训、劳动保护等规定而产生的劳动纠纷。工资是劳动者付出劳动后应得的劳动报酬。保险主要是指工伤、生育、待业、养老、病假待遇、死亡丧葬抚恤等社会保险。福利是指用人单位用于补助职工及其家属和举办集体福利事业的费用。培训是指职工在职期间的职业技术培训。劳动保护是指为保障劳动者在劳动过程中获得适宜的劳动条件而采取的各种保护措施。由于上述规定较为繁杂,又涉及劳动者切身利益,不仅容易发生纠纷,而且容易导致矛盾激化。

(3) 因劳动合同而产生的劳动纠纷。劳动合同是用人单位与劳动者为确立劳动权利义务关系而达成的意思表示一致协议。劳动合同纠纷在劳动合同的订立、履行、变更和解除过程中,都可能发生。

（4）法律、法规规定的其他劳动纠纷。

2. 根据劳动纠纷当事人是否为多数和争议内容是否具有共性来划分,劳动争议纠纷还可以分为集体劳动纠纷和个人劳动纠纷等等。

二、劳动关系纠纷的解决方式

1. 协商程序

协商是指劳动者与用人单位就争议的问题直接进行协商,寻找纠纷解决的具体方案。与其他纠纷不同的是,劳动争议的当事人一方为单位,一方为单位职工,因双方已经发生一定的劳动关系而使彼此之间相互有所了解。双方发生纠纷后最好先协商,通过自愿达成协议来消除隔阂。实践中,职工与单位经过协商达成一致而解决纠纷的情况非常多,效果很好。但是,协商程序不是处理劳动争议的必经程序。双方可以协商,也可以不协商,完全出于自愿,任何人都不能强迫。

2. 申请调解

调解程序是指劳动纠纷的一方当事人就已经发生的劳动纠纷向劳动争议调解委员会申请调解的程序。根据《劳动法》规定:在用人单位内,可以设立劳动争议调解委员会负责调解本单位的劳动争议。调解委员会委员由单位代表、职工代表和工会代表组成。一般具有法律知识、政策水平和实际工作能力,又了解本单位具体情况,有利于解决纠纷。除因签订、履行集体劳动合同发生的争议外均可由本企业劳动争议调解委员会调解。但是,与协商程序一样,调解程序也由当事人自愿选择,且调解协议也不具有强制执行力,如果一方反悔,同样可以向仲裁机构申请仲裁。

3. 仲裁程序

仲裁程序是劳动纠纷的一方当事人将纠纷提交劳动争议仲裁委员会进行处理的程序。该程序既具有劳动争议调解灵活、快捷的特点,又具有强制执行的效力,是解决劳动纠纷的重要手段。劳动争议仲裁委员会是国家授权、依法独立处理劳动争议案件的专门机构。申请劳动仲裁是解决劳动争议的选择程序之一,也是提起诉讼的前置程序,即如果想提起诉讼打劳动官司,必须要经过仲裁程序,不能直接向人民法院起诉。

劳动争议申请仲裁的时效期间为一年,从当事人知道或者应当知道其权利被侵害之日起计算。仲裁时效因当事人一方向对方当事人主张权利,或者向有关部门请求权利救济,或者对方当事人同意履行义务而中断。因不可抗力或者其他正当理由,当事人不能在规定的仲裁时效期间申请仲裁的,仲裁时效终止。劳动关系存续期间因拖欠劳动报酬发生争议的,劳动者申请仲裁不受一年仲裁时效期间的限制。但劳动关系终止的,应当自劳动关系终止之日起一年内提出。

申请人申请劳动仲裁应当提交书面仲裁申请,书写仲裁申请确有困难的,可以口头申请。

劳动争议仲裁委员会收到仲裁申请之日起五日内决定是否受理。对劳动争议仲裁委员会不予受理或者逾期未做出决定的,申请人可以就该劳动争议事项向人民法院提起诉讼。

4. 诉讼程序

根据《劳动法》第八十三条规定:"劳动争议当事人对仲裁裁决不服的,可以自收到仲裁裁决书之日起15日内向人民法院提起诉讼。一方当事人在法定期限内不起诉,又不履行仲裁裁决的,另一方当事人可以申请人民法院强制执行。"诉讼程序即我们平常所说的打官司。诉讼程序的启动是由不服劳动争议仲裁委员会裁决的一方当事人向人民法院提起诉讼后启动的程序。诉讼程序具有较强的法律性、程序性,做出的判决也具有强制执行力。

对仲裁裁决书不服应在 15 日内向法院起诉。过期,法院将不再受理。

根据《中华人民共和国劳动法》第七十九条规定的精神,劳动争议案件经劳动争议仲裁委员会仲裁是提起诉讼的必经程序。劳动争议仲裁委员会逾期不做出仲裁裁决或者做出不予受理的决定,当事人不服向人民法院提起行政诉讼的,人民法院不予受理;当事人不服劳动争议仲裁委员会做出的劳动争议仲裁裁决,可以向人民法院提起民事诉讼。

三、职业病的认定

根据《中华人民共和国职业病防治法》规定:职业病是指企业、事业单位和个体经济组织等用人单位的劳动者在职业活动中,因接触粉尘、放射性物质和其他有毒、有害物质等因素而引起的疾病。一般来说,凡是符合法律规定的疾病才能称为职业病。根据 2013 年 12 月 30 日修订的《职业病分类和目录》,它包括十大类,132 种职业病。

其中:尘肺 13 种和其他呼吸系统疾病 6 种;职业性放射性疾病 11 种;职业性化学中毒 60 种;物理因素所致职业病 7 种;职业性传染病 5 种;职业性皮肤病 9 种;职业性眼病 3 种;职业性耳鼻喉口腔疾病 4 种;职业性肿瘤 11 种;其他职业病 3 种。

在生产劳动中,接触生产中使用或产生的有毒化学物质,粉尘气雾,异常的气象条件,高低气压,噪声,振动,微波,X 射线,γ 射线,细菌,霉菌;长期强迫体位操作,局部组织器官持续受压等,均可引起职业病,一般将这类职业病称为广义的职业病。对其中某些危害性较大,诊断标准明确,结合国情,由政府有关部门审定公布的职业病,称为狭义的职业病,或称法定(规定)职业病。

诊断为法定(规定)职业病的,需由诊断部门向卫生主管部门报告;规定职业病患者,在治疗休息期间,以及确定为伤残或治疗无效而死亡时,按照国家有关规定,享受工伤保险待遇或职业病待遇。

1. 认定职业病需提供的资料

(1) 职业史、既往史;

(2) 职业健康监护档案复印件;

(3) 职业健康检查结果;

(4) 工作场所历年职业病危害因素检测、评价资料;

(5) 诊断机构要求提供的其他必需的有关材料。用人单位和有关机构应当按照诊断机构的要求,如实提供必要的资料。没有职业病危害接触史或者健康检查没有发现异常的,诊断机构可以不予受理。

2. 认定职业病程序

根据《职业病防治法》有关规定,职业病鉴定程序如下:

(1) 申请:当事人向做出诊断的医疗卫生机构所在地政府卫生行政部门提出鉴定申请。鉴定申请需提供的材料包括:鉴定申请书,职业病诊断病历记录,诊断证明书,鉴定委员会要求提供的其他材料。

(2) 审核:职业病诊断鉴定办事机构收到当事人的鉴定申请后,要对其提供的与鉴定有关的资料进行审核,看有关材料是否齐备、有效.职业病诊断鉴定办事机构应当自收到申请资料之日起10日内完成材料审核,对材料齐全的发给受理通知书;对材料不全的,通知当事人进行补充,必要时由第三方对患者进行体检或提取相关现场证据。当事人应当按照鉴定委员会的要求,予以配合。

(3)组织鉴定:参加职业病诊断鉴定的专家,由申请鉴定的当事人在职业病诊断鉴定办事机构的主持下,从专家库中以随机抽取的方式确定,当事人也可以委托职业病诊断鉴定办事机构抽取专家,组成职业病鉴定委员会,鉴定委员会通过审阅鉴定资料,综合分析,做出鉴定结论。鉴定意见不一致时,应当予以注明。

(4)鉴定书:鉴定书的内容应当包括:被鉴定人的职业接触史;作业场所监测数据和有关检查资料等一般情况;当事人对职业病诊断的主要争议以及鉴定结论和鉴定时间。鉴定书必须由所有参加鉴定的成员共同签署,并加盖鉴定委员会公章。

(5)异议处理:当事人对职业病诊断有异议的,在接到职业病诊断证明书之日起30日内,可以向做出诊断的医疗卫生机构所在地设区的市级卫生行政部门申请鉴定。

(6)设区的市级卫生行政部门组织的职业病诊断鉴定委员会负责职业病诊断争议的首次鉴定。

当事人对设区的市级职业病诊断鉴定委员会的鉴定结论不服的,在接到职业病诊断鉴定书之日起15日内,可以向原鉴定机构所在地省级卫生行政部门申请再鉴定。

省级职业病诊断鉴定委员会的鉴定为最终鉴定。

四、工伤的认定

工伤认定:是劳动行政部门依据法律的授权对职工因事故伤害(或者患职业病)是否属于工伤或者视同工伤给予定性的行政确认行为。

劳动者在工作或视同工作过程中因操作不当或其他原因造成了对人身的侵害,为了鉴定该侵害的主体而对过程进行的定性的行为。根据我国的相关规定,一般由劳动行政部门来确认。

1. 工伤认定依据

根据我国2011年1月1日实行的新修订的《工伤保险条例》,工伤一般包括因工伤亡事故和职业病,以下情形之一的应当被认定为工伤:

(1)在工作时间和工作场所内,因工作原因受到事故伤害的。(前提条件是"工作时间"和"工作场所"是两个必须同时具备的条件,同时还得是"因工作原因"而受到的负伤、致残或者死亡。事故伤害是指职工在劳动过程中发生的人身伤害、急性中毒事故等类似伤害。)

(2)工作时间前后在工作场所内,从事与工作有关的预备性或者收尾性工作受到事故伤害的。("工作时间前后"是指非工作时间内,具体讲是开工前或收工后的一段时间,譬如上班时间为上午9点到12点,下午14点到18点,但是职工提前在8点30分到岗或者下班后做完收尾工作时间到18点30分等,均可以认定为"工作时间前后",但是有一点则特别重要,其目的必须是从事预备性或收尾性工作,比如为启动机器做准备工作,或者关闭机器后收拾与工作有关的机器、工具等。)

(3)在工作时间和工作场所内,因履行工作职责受到暴力等意外伤害的。("工作时间"和"工作场所"必须同时具备,并且必须是在履行本职工作,这里受到的伤害是"非工作原因",是来自本单位或者外界的"暴力、意外等"所致。打比方,有人在职工履行工作职责的时候蓄意对职工进行打击报复,对其人身进行直接攻击,致使职工负伤、致残或者死亡等。)

(4) 患职业病的。(即指企业、事业单位和个体经济组织的劳动者在职业活动中,因接触粉尘、放射性物质和其他有毒、有害物质等因素而引起的疾病。)

(5) 因工外出期间,由于工作原因受到伤害或者发生事故下落不明。("因工外出期间"含因工出差以及因工临时外出办理业务等,同时,必须是在发生事故时正在履行工作职责,即因工作原因外出,受到伤害或者发生事故时下落不明。)

(6) 职工在合理时间内往返于工作地与配偶、父母、子女居住地的合理路线的上下班途中发生事故的,亦可认定为工伤。受到非本人主要责任的交通事故或者城市轨道交通、客运轮渡、火车事故伤害的。(最高院关于工伤认定的司法解释(2014 年 9 月 1 日起施行)"上下班途中"指从居住的住所到工作区域之间的必经路途,必要时间所发生的人身伤害事故。)受到机动车事故伤害的,还应该增加关于非法驾驶的问题,这种问题一般驾驶二轮摩托车居多,对于非法驾驶(无证驾驶的)的,达到交通肇事程度的,不予认定工伤。

(7) 法律、行政法规规定应当认定为工伤的其他情形。

职工有下列情形之一的,应当视同为工伤:

(1) 在工作时间和工作岗位,突发疾病死亡或者在 48 小时内经抢救无效死亡的。(两个条件须同时具备:"工作时间"和"工作岗位";"突发疾病死亡"是指:① 职工突发与工作无关的疾病导致死亡。如果是与工作有关的疾病而导致死亡,应当按照《工伤保险条例》第十四条的规定认定工伤。② 在工作岗位上突发与工作无关并没有导致立即死亡的疾病,但是在 48 小时内经抢救无效死亡的,视同为工伤。)

(2) 在抢险救灾等维护国家利益、公共利益活动中受到伤害的。

(3) 职工原在军队服役,因战、因工致残,已取得伤残军人证,到用人单位后旧伤复发的。(针对转业军人的保护,军人在战斗中或者在履行职责中负伤致残,依据《革命伤残军人评定伤残等级的条件》之规定,军人伤残对于经有关部门评残,取得伤残军人证的退伍军人,如果在用人单位旧病复发,视同为工伤。这主要考虑到革命军人为国家利益已经付出代价,为切实保障革命军人的利益而做出这样的规定。)

职工有下列情形之一的,不得认定为工伤或者视同工伤:

(1) 因故意犯罪;

(2) 醉酒导致伤亡的;

(3) 自残或者自杀的。

2. 工伤认定程序

(1) 调查事故发生经过,做相关的证据固定工作,对于一些容易更迭或被损毁的证据应及时保全,对一些流动性强或无固定职业的证人要及时做调查笔录。

(2) 制作《工伤认定申请书》,并填写《工伤认定申请表》。

(3) 向工伤事故发生地劳动保障行政部门提交申请书及申请表,并提供相关材料。

(4) 及时与劳动部门联系,看是否需补充材料。

(5) 领取工伤认定书或不予受理通知书。

如对工伤认定申请、劳动部门的不支持的情形,应考虑如下:

(1) 是否属其他案由,走其他程序;

(2) 是否需提出重新认定申请或向劳动主管部门做出书面报告;

(3) 是否需行政复议或行政诉讼。

3. 工伤认定需提供的材料

（1）工伤认定申请表，工伤认定申请表应当包括事故发生的时间、地点、原因以及职工伤害程度等基本情况。

（2）受伤职工的身份证复印件及用人单位工商登记材料；

（3）劳动合同复印件或可证明存在劳动关系或事实劳动关系的材料；

（4）事故发生时医疗机构出具的受伤后诊断证明书或者职业病诊断证明书及初次治疗病历复印件；

（5）如系机动车事故伤亡的，应复印交警部门的事故认定书或其他有效证明；

（6）其他相关证明材料。

工伤认定申请人提供材料不完整的，劳动保障行政部门应当一次性书面告知工伤认定申请人需要补齐的全部材料。申请人按照书面告知要求补齐材料后，劳动保障行政部门应当受理。

任务实施

在教室分组进行，对案例进行分析，从而加深对特殊法律规定的理解，在遇到具体问题时，如何去处理，在分析案例时，要充分利用相关法律规定的条文，确定违反了哪条法律规定，做到有根有据，分析透彻，让人信服。

一、案例分析1　劳动仲裁

2010年2月，孙某进入上海市某化学品公司，双方订立了为期三年的劳动合同，并在劳动合同中约定"无论因何原因离职，在离职后的一年内，孙某应当遵守竞业限制义务，不得在与化学品公司有商业竞争关系或者经营范围相同或类似的企业内任职或投资设立此类企业，或为该等企业提供任何性质的服务；不得从事与化学品公司有直接或间接竞争关系的商业活动，如有违反，则应当向公司支付10万元作为违约金"。2011年4月，孙某向化学品公司提出辞职，2011年5月正式离职后，直接进入了另外一家与化学品公司有直接竞争关系的化工企业。化学品公司遂提起仲裁，要求孙某承担赔偿责任。

试分析以上案例中，孙某与公司订立的劳动合同约定是否有效？孙某的行为是否违反了相应法律法规？公司提起仲裁，要求孙某承担赔偿合法吗？

分析如下：

1. 约定离职后的竞业限制义务是保护商业秘密的另外一种方式。用人单位与掌握商业秘密的职工可以在劳动合同或补充协议中约定，在劳动合同解除或者终止后的一定期限内，劳动者不得到与原单位有竞争关系的其他用人单位任职，也不得自己生产与原单位有竞争关系的同类产品或经营同类业务。所以合同里的约定是有效的。

2. 劳动合同法对竞业限制的适用主体、范围、地域、期限以及经济补偿金的支付方式等均做出了明确规定，同时，也允许用人单位约定由劳动者承担违反竞业限制义务的违约金。从这里可以知道孙某违反了竞业限制义务的规定。

3. 如果劳动者违反约定的竞业限制义务，给用人单位造成损失的，应当承担赔偿责任。当然，当劳动者违反竞业限制义务给用人单位造成实际损失时，实质上发生了违约责任与侵权责任，用人单位可以权衡损失择一主张。

4. 案例中,孙某与化学品公司之间约定竞业限制义务合法有效,孙某应当按照约定遵守。显然,孙某离职后进入另一家化工企业的行为已经违反了竞业限制义务,孙某应当为此承担违约责任,同时,如果化学品公司有证据证明孙某的行为已经给其造成经济损失的,也可以选择要求孙某承担侵权赔偿责任。

二、案例分析 2　职业病认定

2005 年 6 月 1 日上午,某鞋厂有 8 名工人因头晕、乏力、皮下瘀斑等症状到当地卫生院就医,当地卫生防疫站接报后到现场调查发现:该厂工人使用和接触了标签为"甲苯"的清洁剂、黄胶、白乳胶和快干剂。经追踪观察,该厂有 37 人被诊断为职业性苯中毒。该中毒事故的原因是该厂使用的"甲苯"清洁剂和胶水中含苯量高,生产车间布局不合理,通风不良,导致苯浓度严重超标。该厂投产前未向卫生防疫站申报,所以,未获必要的卫生监督。接触苯作业的工人均未接受就业前体格检查,未被告知所从事的工作有毒,也未让他们采取任何防护措施。

试分析此案例中我国关于职业病预防和保护的管理有哪些规定和要求? 本案中某鞋厂违反了哪些法律规定?

分析如下:

1. 本案的焦点是我国关于职业病预防和保护的法律规定。

关于职业病的防治,我国至今颁布了《中华人民共和国职业病防治法》《中华人民共和国安全生产法》《中华人民共和国尘肺病防治条例》《职业健康监护管理办法》《职业病诊断与鉴定管理办法》《工伤保险条例》等法律法规。这些法律法规对职业病的诊断方法、职业病患者的待遇、企业对职业病预防和保护的责任和义务等进行了明确的规定。比如,《中华人民共和国职业病防治法》规定:用人单位设有依法公布的职业病目录所列职业病的危害项目的,应当及时、如实向卫生行政部门申报,工作场所的职业卫生状况应当符合法定的职业卫生要求。在劳动过程中,用人单位应当采取符合法律规定的职业病防治管理措施,对工作过程中可能产生的职业病危害及其后果、职业病防护措施和待遇等应当如实告知劳动者,并按法律规定为劳动者提供防护用品,采取防护措施。用人单位还应当对劳动者进行上岗前和在岗期间的职业卫生培训,为劳动者建立职业卫生监护档案,对劳动者进行上岗前、在岗期间和离岗时的职业健康检查,并将检查结果如实告知劳动者。

2. 用人单位和医疗卫生机构发现职业病病人或者疑似职业病病人时,应当及时向所在地的卫生行政部门报告。对遭受或者可能遭受急性职业病危害的劳动者,用人单位应当及时组织救治,进行健康检查和医学观察,并承担所需费用等。

3. 本案中,某鞋厂违反了我国法律关于职业病防治管理中的职业病危害项目申报制度、工作场所的基本要求、职业危害告知制度、职业卫生培训制度、健康监护制度、职业病报告制度以及职业危害事故的防范与调查处理制度等相关规定,造成了严重的后果,应该承担法律责任。

三、案例分析 3　工伤认定

赵某主张自己儿子赵小某于 2014 年 7 月 1 日到某清洁公司担任清洁工,双方未签订劳动合同,清洁公司也没有为其缴纳社会保险。

2014 年 7 月 10 日,赵小某在擦玻璃时坠楼身亡。为确认赵小某与清洁公司存在劳动关系,赵某提出仲裁申请,清洁公司否认赵小某系该公司的员工。根据赵某的申请,仲裁委向公安局调取了赵小某死亡案的卷宗材料。

在公安机关的询问笔录中,李伟称:"我是这个公司的清洁队队长,赵小某是2014年7月1日经人介绍来当清洁工的……";张红称:"我是某清洁公司的清洁工,赵小某是2014年7月来和我一起担任清洁工……"。清洁公司认可李伟、张红是该公司的职工,李伟系清洁队队长。

试分析以上案例中,赵小某是否存在劳动关系,是否确定为工伤?

分析如下:

1. 工伤认定,确认是否存在劳动关系是关键。

2. 依据《关于确立劳动关系有关事项的通知》的相关规定,用人单位未与劳动者签订劳动合同,认定双方存在劳动关系时可参照包括其他劳动者的证言在内的相关凭证。参照清洁公司员工在公安机关的询问笔录可以证实赵小某在该公司工作,清洁公司缺乏证据反驳公安机关的询问笔录,故仲裁委对赵小某与某清洁公司之间存在事实劳动关系予以确认。确认与单位的劳动关系,同事的证言可作为证据。

3. 原劳动和社会保障部《关于确立劳动关系有关事项的通知》是确认劳动关系争议中最具权威的规范性文件。该文列举了劳动者与用人单位各自在劳动仲裁中应当提供的证据,如果双方未订立劳动合同且因确认劳动关系发生了争议,劳动者一方应当提供:(1)用人单位向劳动者发放的"工作证"、"服务证"等能够证明身份的证件;(2)其他劳动者的证言。用人单位一方应当提供:(1)工资支付凭证或记录(职工工资发放花名册)、缴纳各项社会保险费的记录;(2)劳动者填写的用人单位招工招聘"登记表"、"报名表"等招用记录;(3)考勤记录。在这类争议中双方均有提供证据的义务。

4. 劳动关系成立,赵小某又是在工作时间和工作场地发生伤亡的,故应当确认为工伤。

任务总结

通过学习和案例分析,掌握劳动关系纠纷的解决途径、职业病的认定和工伤认定的法律规定,从案例分析中提高自身的法律意识,通过法律解决一些劳动纠纷,从而减少职业危害和工伤事故。

任务拓展

一、职业病鉴定的法律规定

1.《中华人民共和国职业病防治法》规定的职业病,必须具备以下四个条件

(1)患病主体是企业、事业单位或个体经济组织的劳动者;

(2)必须是在从事职业活动的过程中产生的;

(3)必须是因接触粉尘、放射性物质和其他有毒、有害物质等职业病危害因素引起的;

(4)必须是国家公布的职业病分类和目录所列的职业病。

2. 对用人单位的要求

(1)用人单位应当组织从事接触职业病危害作业的劳动者进行职业健康检查。

(2)用人单位应当组织接触职业病危害因素的劳动者进行上岗前职业健康检查。

(3)用人单位应当组织接触职业病危害因素的劳动者进行定期职业健康检查。对需要复

查和医学观察的劳动者,应当按照体检机构要求的时间,安排其复查和医学观察。

(4)用人单位应当组织接触职业病危害因素的劳动者进行离岗时的职业健康检查。

(5)用人单位对遭受或者可能遭受急性职业病危害的劳动者,应当及时组织进行健康检查和医学观察。

(6)体检机构发现疑似职业病病人应当按规定向所在地卫生行政部门报告,并通知用人单位和劳动者。用人单位对疑似职业病病人应当按规定向所在地卫生行政部门报告,并按照体检机构的要求安排其进行职业病诊断或者医学观察。

(7)职业健康检查应当根据所接触的职业危害因素类别,按《职业健康检查项目及周期》的规定确定检查项目和检查周期。需复查时可根据复查要求相应增加检查项目。

(8)职业健康检查应当填写《职业健康检查表》,从事放射性作业劳动者的健康检查应当填写《放射工作人员健康检查表》。

没有证据否定职业病危害因素与病人临床表现之间的必然联系的,在排除其他致病因素后,应当诊断为职业病。

3. 职业病十大类型

(1)尘肺。有硅肺、煤工尘肺等。

(2)职业性放射病。有外照射急性放射病、照射亚急性放射病、外照射慢性放射病、内照射放射病等。

(3)职业中毒。有铅及其化合物中毒、汞及其化合物中毒等。

(4)物理因素职业病。有中暑、减压病等。

(5)生物因素所致职业病。有炭疽、森林脑炎等。

(6)职业性皮肤病。有接触性皮炎、光敏性皮炎等。

(7)职业性眼病。有化学性眼部烧伤、电光性眼炎等。

(8)职业性耳鼻喉疾病。有噪声聋、铬鼻病。

(9)职业性肿瘤。有石棉所致肺癌、间皮癌,联苯胺所致膀胱癌等。

(10)其他职业病。有职业性哮喘、金属烟热等。

对职业病的诊断,应由省级以上人民政府卫生行政部门批准的医疗卫生机构承担。

承担职业病诊断的医疗卫生机构在进行职业病诊断时,应当组织三名以上取得职业病诊断资格的执业医师集体诊断。

职业病诊断证明书应当由参与诊断的医师共同签署,并经承担职业病诊断的医疗卫生机构审核盖章。

二、工伤等级鉴定标准

1. 一级伤残鉴定标准

包括:面部重度毁容,同时伴有二级伤残之一者;全身重度瘢痕形成,占体表面积≥90%,伴有脊柱及四肢大关节活动功能基本丧失;双肘关节以上缺失或功能完全丧失;双下肢高位缺失及一上肢高位缺失等。

2. 二级工伤鉴定标准

包括:器官严重缺损或畸形,有严重功能障碍或并发症,存在特殊医疗依赖,或生活大部分不能自理者等。

3. 三级工伤鉴定标准

包括：器官严重缺损或畸形，有严重功能障碍或并发症，存在特殊医疗依赖，或生活部分不能自理者等。

4. 四级工伤鉴定标准

包括：一手全肌瘫肌力≤2级；脑脊液漏伴有颅底骨缺损不能修复或反复手术失败；面部中度毁容；全身瘢痕面积≥60%，四肢大关节中1个关节活动功能受限；面部瘢痕或植皮≥1/2并有轻度毁容；双拇指完全缺失或无功能等。

5. 五级工伤鉴定标准

包括：不完全性失用、失写、失读、失认等具有多项者；全身瘢痕占体表面积≥50%，并有关节活动功能受限；面部瘢痕或植皮≥1/3并有毁容标准之一项；脊柱骨折后遗30°以上侧弯或后凸畸形，伴严重根性神经痛（以电生理检查为依据）等。

6. 六级工伤鉴定标准

包括：撕脱伤后头皮缺失1/5以上；脊柱骨折后遗小于30°畸形伴根性神经病（神经电生理检查不正常）；单纯一拇指完全缺失，或连同另一手非拇指二指缺失；一拇指功能完全丧失，另一手除拇指外有二指功能完全丧失等。

7. 七级工伤鉴定标准

包括：烧伤后颅骨全层缺损≥30 cm²，或在硬脑膜上植皮面积≥10 cm²；颈部瘢痕挛缩，影响颈部活动；全身瘢痕面积≥30%；面部瘢痕、异物或植皮伴色素改变占面部的10%以上等。

8. 八级工伤鉴定标准

包括：双足部分肌瘫肌力4级；单足部分肌瘫肌力≤3级；脑叶切除术后无功能障碍；符合重度毁容标准之一项者；面部烧伤植皮≥1/5；面部轻度异物沉着或色素脱失；双侧耳郭部分或一侧耳郭大部分缺损等。

9. 九级工伤鉴定标准

包括：颈部外伤致颈总、颈内动脉狭窄，支架置入或血管搭桥手术后无功能障碍；符合中度毁容标准之二项或轻度毁容者；发际边缘瘢痕性秃发或其他部位秃发，需戴假发者等。

10. 十级工伤鉴定标准

包括：器官部分缺损，形态异常，无功能障碍，无医疗依赖，生活能自理者等。

三、工伤赔付项目及标准

1. 治（医）疗费

治疗工伤所需费用必须符合工伤保险诊疗项目目录、工伤保险药品目录、工伤保险住院服务标准。

2. 住院伙食补助费

职工住院治疗工伤的，由所在单位按照本单位因公出差伙食补助标准的70%发给住院伙食补助费。

3. 外地就医交通费、食宿费

经医疗机构出具证明，报经办机构同意，工伤职工到统筹地区以外就医的，所需交通、食宿费用由所在单位按照本单位职工因公出差标准报销。

4. 康复治疗费

工伤职工到签订服务协议的医疗机构进行康复性治疗的费用,符合工伤保险诊疗项目目录、工伤保险药品目录、工伤保险住院服务标准的本条第三款规定的,从工伤保险基金支付。

5. 辅助器具费

工伤职工因日常生活或者就业需要,经劳动能力鉴定委员会确认,可以安装假肢、矫形器、假眼、假牙和配置轮椅等辅助器具,所需费用按照国家规定的标准从工伤保险基金支付。

6. 停工留薪期工资

职工因工作遭受事故伤害或者患职业病需要暂停工作接受工伤医疗的,在停工留薪期内,原工资福利待遇不变,由所在单位按月支付。

7. 生活护理费

生活不能自理的工伤职工在停工留薪期需要护理的,由所在单位负责。生活护理费按照生活完全不能自理、生活大部分不能自理或者生活部分不能自理3个不同等级支付,其标准分别为统筹地区上年度职工月平均工资的50%、40%或者30%。

8. 一次性伤残补助金

标准为:一级伤残为24个月的本人工资,二级伤残为22个月的本人工资,三级伤残为20个月的本人工资,四级伤残为18个月的本人工资;五级伤残为16个月的本人工资,六级伤残为14个月的本人工资;七级伤残为12个月的本人工资,八级伤残为10个月的本人工资,九级伤残为8个月的本人工资,十级伤残为6个月的本人工资。

9. 伤残津贴

职工因工致残被鉴定为一级至四级伤残的,从工伤保险基金按伤残等级支付一次性伤残补助金,标准为:一级伤残为24个月的本人工资,二级伤残为22个月的本人工资,三级伤残为20个月的本人工资,四级伤残为18个月的本人工资。职工因工致残被鉴定为五级、六级伤残的,保留与用人单位的劳动关系,由用人单位安排适当工作。难以安排工作的,由用人单位按月发给伤残津贴,标准为:五级伤残为本人工资的70%,六级伤残为本人工资的60%。

10. 一次性伤残就业补助金和一次性工伤医疗补助金

职工因工致残被鉴定为五级、六级伤残的,经工伤职工本人提出,该职工可以与用人单位解除或者终止劳动关系,由用人单位支付一次性工伤医疗补助金和伤残就业补助金;职工因工致残被鉴定为七级至十级伤残的,劳动合同期满终止,或者职工本人提出解除劳动合同的,由用人单位支付一次性工伤医疗补助金和伤残就业补助金。具体标准由省、自治区、直辖市人民政府规定。

11. 丧葬补助金

职工因工死亡丧葬补助金为6个月的统筹地区上年度职工月平均工资。

12. 供养亲属抚恤金

职工因工死亡供养亲属抚恤金按照职工本人工资的一定比例发给由因工死亡职工生前提供主要生活来源、无劳动能力亲属。标准为:配偶每月40%,其他亲属每人每月30%,孤寡老人或者孤儿每人每月在上述标准的基础上增加10%。核定的各供养亲属的抚恤金之和不应高于因工死亡职工生前的工资。供养亲属的具体范围由国务院劳动保障行政部门规定。

　　13. 一次性工亡补助金

　　一次性工亡补助金标准为48个月至60个月的统筹地区上年度职工月平均工资。具体标准由统筹地区的人民政府根据当地经济、社会发展状况规定,报省、自治区、直辖市人民政府备案。

　　本人工资,是指工伤职工因工作遭受事故伤害或者患职业病前12个月平均月缴费工资。本人工资高于统筹地区职工平均工资300％的,按照统筹地区职工平均工资的300％计算;本人工资低于统筹地区职工平均工资60％的,按照统筹地区职工平均工资的60％计算。

思考与练习

　　1. 什么是劳动仲裁? 什么是劳动诉讼?

　　2. 简述认定职业病的程序。

　　3. 简述申请工伤认定的程序。

　　4. 申请工伤认定需要哪些材料?

　　5. 案例分析题:

　　刘某于2014年3月10日到某公司工作,工作岗位为物料计划主管,双方签有三年期劳动合同,刘某的月工资标准为7 000元。刘某于2014年6月9日向该公司提交《辞职申请书》,其中离职原因写明:"一是达不到岗位要求;二是适应不了公司的流程。"双方劳动合同于2014年6月21日解除,但该公司未支付刘某2014年5月1日至6月21日的工资,理由是刘某没有按照双方在劳动合同中的约定办理离职交接手续,待刘某依约办理完毕工作交接手续后再支付。

　　试分析:

　　(1) 刘某是否可以提出解除劳动合同?

　　(2) 离职手续尚未办完,劳动者工资应照发吗?

　　(3) 单位是否应该支付经济补偿金?

项目二　职业健康

情境导入

　　28 岁的小伙子小吴在一家知名的电子制造企业工作,他负责喷涂一种金属材料,每天在车间工作十几个小时。2007 年 7 月,小吴出现了严重的咳嗽、气喘,并伴有持续性的发烧。随即在当地住院进行治疗。CT 检查发现,小吴的肺部全是白色的粉尘颗粒。而医生取小吴肺部组织活检寻找病因,发现在患者的肺泡里有像牛奶一样的乳白色液体。医生将从患者肺部找到的白色粉尘颗粒送到实验室进行分析检测,检测报告显示,主要成分除了氧化硅和氧化铝外,还有一种重金属元素引起了专家们的注意,那就是"铟"。"铟"是一种稀有金属,是制作液晶显示器和发光二极管的原料,毒性比铅还强。

　　专家表示,这是一种新型的职业病,在医学界也不为人所知,所以才导致患者迟迟没有检测出来病因。而目前国外一些知名品牌的 LED 液晶显示器都到国内来生产,企业应该引以为鉴,加强对员工的保护。

本项目内容结构

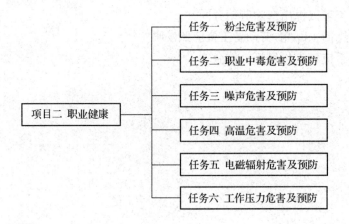

　　项目二　职业健康
- 任务一　粉尘危害及预防
- 任务二　职业中毒危害及预防
- 任务三　噪声危害及预防
- 任务四　高温危害及预防
- 任务五　电磁辐射危害及预防
- 任务六　工作压力危害及预防

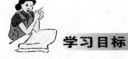

学习目标

　　1. 掌握职业健康、职业危害因素分类和职业病等知识;

2. 了解粉尘、噪声、职业中毒、高温、电磁辐射、工作压力等方面的危险有害因素及预防知识;

3. 能描述职业危害因素的类型,并结合专业分析各职业岗位中可致职业病的危害因素;

4. 能结合专业分析涉及粉尘、噪声、职业中毒、高温、电磁辐射、工作压力等方面危害的致病原因并提出个人预防措施。

任务一 粉尘危害及预防

任务导入

2013 年,福建省仙游县东湖村有 63 户石英粉(砂)加工作坊,加工设备简陋、工艺落后。加工作业场所不具备基本的通风防尘设施,出料、筛粉、包装过程中扬尘严重;个人粉尘防护用品质量不合格,无法起到有效的防护作用;除经业主进行简单口头交代外,务工人员没有经过任何职业卫生培训。对其中 4 个作业场所的抽样测试结果表明,除 1 个湿式作业场所外,3 个干式作业场所的 9 个采样点中有 8 个粉尘浓度严重超标,最高超标 361 倍,且 60% 的粉尘为极易吸入细微粉尘颗粒,10 个沉降尘标本游离二氧化硅含量均超过 70%。

据从东湖务工返乡的 89 名贵州籍农民工进行身体检查,其中 46 人确诊患硅肺病。对东湖村现有的 201 名外来农民工进行身体检查,发现 14 人患硅肺病。

任务分析

该加工坊设备简陋、工艺落后,作业场所扬尘非常严重,企业必须将粉尘控制在安全浓度范围内,同时为员工的生命健康负责,降低粉尘性呼吸道疾病的风险。

本节课学习的任务是了解粉尘的危害及影响因素,熟悉粉尘的防护措施。

1. 粉尘的概念

粉尘是指能较长时间悬浮在空气中的固体微粒,在生产过程中形成的粉尘称为生产性粉尘。悬浮粉尘是一种气溶胶,其分散介质是空气,分散相为固体粒子,固体粒子与空气共同组成一个分散体系。

2. 粉尘的危害及影响因素

粉尘对人体健康的危害同粉尘的性质、粒径大小和进入人体的粉尘量有关。

(1)引起中毒危害。粉尘的化学性质是危害人体的主要因素,因为化学性质决定它在体内参与和干扰生化过程的程度和速度,从而决定危害的性质和大小。有些毒性强的金属粉尘(铬,锰、镉、铅、镍等)进入人体后,会引起中毒以至死亡。例如,铅使人贫血,损害大脑;锰,镉损坏人的神经,肾脏;镍可以致癌;铬会引起鼻中隔溃疡和穿孔,以及肺癌发病率增加。此外,它们都能直接对肺部产生危害,如吸入锰尘会引起中毒性肺炎,吸入镉尘会引起心肺机能不全等。粉尘中的一些重金属元素对人体的危害很大。

(2)引起各种尘肺病。一般粉尘进入人体肺部后,可能引起各种尘肺病,有些非金属粉尘,如硅、石棉、炭黑等,由于吸入人体后不能排除,将变成矽肺、石棉肺或尘肺。例如,含有游离二氧化硅成分的粉尘,在肺泡内沉积会引起纤维性病变,使肺组织硬化而丧失呼吸功能,发生"矽(硅)肺"病。

任务实施

一、粉尘的防护措施

粉尘的防护对策应对工艺、设备、物料、操作条件及方式、职业健康防护设施、个人防护用品等技术措施进行优化、组合,采取综合治理。

(1)消除或减弱粉尘发生源。在工艺和物料方面选用不产生粉尘的工艺,选用无危害或少危害的物料,是消除或减弱粉尘危害的根本途径,即通过工艺和物料选用消除粉尘发生源。例如,用树脂砂替代铸造型砂,用湿法生产工艺代替干法生产工艺(如水磨代替干磨、水力清理、电液压清理代替机械清理、使用水雾电弧焊刨等)。

(2)限制、抑制粉尘和粉尘扩散。采取密闭管道输送、密闭设备加工,或在不妨碍操作条件下,也可采取半封闭、屏蔽、隔离设施;防止粉尘外逸或将粉尘限制在局部范围内减少扩散;降低物料落差,减少扬尘;对亲水性、弱黏性物料和粉尘应尽量采取增湿、喷雾、喷蒸汽等措施;减少在运输、碾碎、筛分、混合和清理过程中粉尘扩散。

(3)通风排尘。通风排尘依据作业场所及环境状况分全面机械通风和局部机械通风。通风换气是把清洁新鲜空气不断地送入工作场所,将空气中的粉尘浓度进行稀释,并将污染的空气排出室外,使作业场所的有害粉尘稀释到相应的最高容许浓度。在通风排气过程中,含有有害物质的气流不应通过作业人员的呼吸带。

(4)增设吸尘净化设备。依据粉尘的性质、浓度、分散度和发生量,采用相适应的除尘、净化设备消除和净化空气中的粉尘,并防止二次扬尘。

(5)个人防护。依据粉尘对人体的危害方式和伤害途径,进行针对性的个人防护。粉尘(或毒物)对人体伤害途径有三种:一是吸入,通过呼吸道进入体内;二是通过人体表面皮汗腺、皮脂腺、毛囊进入体内;三是食入,通过消化道进入体内。针对伤害途径,个人防护对策:一是切断粉尘进入呼吸系统的途径,依据不同性质的粉尘,配载不同类型的防尘口罩、呼吸器(对某些有毒粉尘还应佩戴防毒面具);二是阻隔粉尘对皮肤的接触,正确穿戴工作服(有的还需要穿连裤、连帽的工作服)、头盔(人体头部是汗腺、皮脂肪和毛囊较集中的部位)、眼镜等;三是禁止在粉尘作业现场进食、抽烟、饮水等。

二、尘肺综合性预防的八字方针

目前,世界上还没有能治愈尘肺的特效药,但尘肺是完全可以预防的,关键在于防尘。新中国成立以来,我国在数十年尘肺防止工作中,结合国情,总结出尘肺综合性预防的八字方针:"革、水、密、风、护、管、教、查"。

"革"指技术革新、改进工艺流程,这是消除粉尘危害的根本途径。

"水"即湿式作用,是一种经济易行的防止粉尘飞扬的有效措施(应有喷淋装置)。

"密"即密闭尘源。

"风"即抽风除尘。

"护"即个人防护，一是在粉尘作业环境需戴防尘口罩。二是注意个人卫生，勤换工作服，勤洗澡，保持皮肤清洁。

"管"即维护管理，建立各种制度。

"教"即宣传教育。

"查"是环保部门坚持日常粉尘检测，每年外请具有职业病检测资质的监测机构对所有粉尘作业区域进行一次监测和评估，发现问题及时整改；对接尘人员每一年进行一次身体健康检查。

任务总结

本节课首先介绍了粉尘的危害，同时，从工艺、工艺设备、物料、操作条件及方式、职业健康防护设施、个人防护用品等方面提出粉尘的防护措施，最后3~5人一组分析该案例，提出粉尘的预防措施。

任务拓展

常见的尘肺病有硅肺病、电焊尘肺病和煤工尘肺病三种。

1. 硅肺病

硅肺是尘肺中最为常见的一种类型，是由于长期吸入大量含有游离二氧化硅粉尘所引起，以肺部广泛的结节性纤维化为主的疾病。

硅肺是尘肺中最常见、进展最快、危害最严重的一种类型。据全国尘肺流行病学调查，到1986年我国县及县以上全民和集体所有制企业接尘工人尘肺患病率为4.1%。其中矽肺患者占尘肺的48.3%，居第一位。根据1975—1976年底新增病例的发展趋势，我国每年有为2万例左右的尘肺新患者出现。因此，尘肺的防治是一项艰巨的工作。

2. 电焊尘肺

电焊尘肺是由于高温使焊药、焊条芯和被焊接材料溶化蒸发，逸散在空气中氧化冷凝而形成的颗粒极细的气溶胶。电焊尘可因使用的焊条不同有所差异，如使用焊条T422焊接时，电焊尘主要为氧化铁，还有二氧化锰、非结晶型二氧化硅、氟化物、氮氧化物、臭氧、一氧化碳等，除上述成分外，还有氧化铬，氧化镍等。因此，电焊工尘肺是一种混合性尘肺。

3. 煤工尘肺

煤工尘肺是指煤矿工人长期吸入生产环境中粉尘所引起的肺部病变的总称。临床表现是非特异性的，早期常无症状，在合并支气管炎或肺部感染时才会出现相应症状。咳嗽，一般为轻微干咳，但煤工中慢性支气管炎患病率较高，一般矿工中也多见咳嗽。合并肺部感染时，咳嗽加重，伴咳痰，可咳出含煤尘或胆固醇结晶的黏痰，少有咯血。煤工尘肺患者大多有不同程度的胸闷或胸痛感觉，表现为间断隐痛或针刺痛，劳动后或剧咳时更明显。

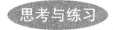

思考与练习

1. 粉尘的危害有哪些？

2. 简述粉尘的防护措施有哪些。

3. 简述我国尘肺综合性预防的八字方针。

任务二 职业中毒危害及预防

任务导入

东莞市某鞋业有限公司是一家具有一定规模的运动鞋生产企业,年产各类运动鞋 400—500 万双,全厂员工 2 400 多人,以外来青年女工为主。

2002 年 6 月 25 日,广东省妇联接到一封来自四川的投诉信,投诉人张某某说该鞋厂有 10 多名工人得了职业病,有的已经瘫痪,他的妻子就是其中一个,腿已经肿到膝盖,很快也会瘫痪。6 月 26 日广东省卫生厅接到省妇联权益保障部的反映后,立即与省经贸委、省劳动与社会保障厅、省总工会联合组成调查组进行调查。

经过现场勘查检测,该公司违规、违法使用"正己烷"的有毒溶剂,取代酒精让员工们擦拭运动鞋,最终造成了这样一起职业危害的中毒事故。

任务分析

该公司违规、违法使用"正己烷"的有毒溶剂,取代酒精让员工们擦拭运动鞋,生产过程中,也没有采取有效措施对员工进行必要的安全防护,最终造成了职业危害中毒事故。

本节课学习的任务是了解毒物的概念及分类、毒物的危害,熟悉职业中毒的预防措施。

一、毒物与工业毒物的概念及分类

1. 概念

(1) 毒物。一般来说,凡作用于人体并产生有害作用的化学物质都叫毒物。通常是指在小剂量的情况下,通过一定条件作用于机体,引起机体功能或器质性改变,导致暂时性或持久性病理损害乃至危及生命的化学物质。

(2) 生产性毒物。在工业生产中,使用或产生的有毒物质,称作生产性毒物或工业毒物。工业毒物常以气体、蒸汽、烟、尘、雾等形态存在于生产环境。

2. 毒物的分类

(1) 按用途分类:原料、中间产物、最终产物、辅助原料。

(2) 按化学结构分类:无机化合物一般按其理化特性来分类,有机化合物则按其结构式或官能团来分类。毒物的化学结构与毒性在某些方面有密切的关系。

(3) 按生物作用性质分类:刺激性气体、窒息性气体、麻醉性气体、溶血性气体、致敏性毒物。

(4) 按损害的器官或系统分类:神经系统、呼吸系统、血液系统、循环系统、肝脏、肾脏。

二、毒物的危害

1. 毒性物质侵入人体途径

毒性物质一般经过呼吸道、消化道及皮肤接触进入人体。职业中毒中，毒性物质主要是通过呼吸道和皮肤侵入人体；生活中，毒性物质则是以呼吸道侵入为主。

职业中毒时经消化道进入人体是很少的，往往是用被毒物沾染过的手取食物或吸烟，或发生意外事故毒物冲入口腔造成的。

2. 中毒原因

急性职业中毒发生的原因较为复杂，多数情况下不能用单一原因来解释。常见中毒原因主要有以下几方面：

（1）设备方面

1）没有密闭通风排毒设备；

2）密闭通风排毒设备效果不好；

3）设备检修或抢修不及时；

4）因设备故障、事故引起的跑、冒、滴、漏或爆炸。

（2）个体方面

1）没有个人防护用品；

2）不使用或不当使用个人防护用品；

3）缺乏安全知识；

4）过度疲劳或其他不良身体状态；

5）有从事有害作业的禁忌证。

（3）安全管理方面

1）化学品无毒性鉴定证明；

2）化合物成分不明；

3）化学品来源不明；

4）化学品贮存或放置不当；

5）化学品转移或运输无标志或标志不清。

（4）化学品管理方面

1）没有安全操作规程；

2）违反安全操作制度或执行不当；

3）没有安全警告标志或保障装置；

4）缺乏必要的安全监护。

任务实施

一、职业中毒的预防措施

工业中毒一般属于法定职业病。病人享受有关劳保待遇，诊断时应结合职业史、病史、临床检查、现场劳动卫生学调查和实验室检查等方面的材料，进行综合分析，并要做好鉴别诊断。

其治疗方法可大致分为病因治疗、对症治疗和支持疗法。有些毒物中毒机理明确,并有特效的排毒或解毒药物,可以得到有效的治疗;有些中毒缺少特效疗法,则主要采取对症治疗。对于急性中毒,首先要注意做好急救处理。

1. 替代或排除有毒或高毒物质

在化工生产中采用替代技术,从原材料、辅料开始,用无毒替代有毒物料,用低毒代替剧毒物料,是消除毒性物料危害的有效措施。

2. 控制有毒物质逸散

降低环境中毒物浓度,采用通风排毒,采用局部通风排毒系统,将毒物排出。

3. 采用危险性小的工艺

高温高压工艺改成采用催化剂在常温常压下生产,减少泄漏点等。

4. 个体防护

个体防护用品包括呼吸防护器、防护帽、防护眼镜、防护面罩、防护服和皮肤用品等;注意其防护特性;加强使用者培训;对防护用品保持良好的维护,发挥效用。

5. 健康检查

健全的职业卫生服务在预防职业中毒中极为重要,对接触有毒物质的人群实施健康监护,认真做好上岗前和定期健康检查,排除职业禁忌,发现早期的健康损害,并及时采取有效的预防措施。

任务总结

本节课首先介绍了毒物的概念及分类,同时学习了毒性物质侵入人体途径和中毒的原因,最后 3～5 人一组分析该案例,提出职业中毒的预防措施。

任务拓展

一、常见的职业中毒

1. 一氧化碳中毒

(1)一氧化碳中毒的常见原因。工业上炼钢、炼焦、烧窑等在生产过程中炉门或窑门关闭不严,煤气管道漏气,汽车排出尾气,都可逸出大量的一氧化碳。矿井打眼放炮产生的炮烟及煤矿瓦斯爆炸时均有大量一氧化碳产生。

(2)一氧化碳中毒的症状。一氧化碳由呼吸道侵入人体后,比氧更容易和血红蛋白结合,导致严重缺氧。轻度中毒时常出现头痛、恶心、呕吐、心悸、乏力、嗜睡等,若吸入过量的一氧化碳,则意识模糊、大小便失禁,乃至昏迷、死亡。

(3)一氧化碳中毒的预防措施。经常监测一氧化碳浓度变化;定期检修煤气设备;一氧化碳生产过程要加强密闭通风;进入危险区域,要佩戴必需的防护用品(如防毒面具);操作后,应立即离开,并适当休息。

2. 苯中毒

（1）苯中毒的常见原因。苯是常用的溶剂和化工原料，主要用于皮革、橡胶、涂料、制鞋、制药、印染等行业；另外，家庭装修、家具、工艺品和玩具等行业也存在苯接触。

（2）苯中毒的症状。短期内吸入高浓度苯蒸气后出现头晕、头痛、恶心、呕吐、兴奋、步态蹒跚等酒醉样状态，可伴有黏膜刺激症状。长期接触低浓度的苯可引起慢性苯中毒，出现造血障碍，发生全血细胞减少和再生障碍性贫血以及白血病。

（3）苯中毒的预防措施。加强宣传教育，使企业领导和工人充分认识苯的危害和中毒的可防性；在无法免除高浓度苯存在的场所，如处理事故、检修管道时，必须佩戴有效的防毒口罩或送风面罩，以免毒气吸入；苯的制取及以苯为原料的工业，应尽量做到生产过程密闭化、自动化，防止管道跑、冒、滴、漏；加强有毒场所空气中苯浓度检测，发现超标后，立刻处理。

思考与练习

1. 简述生产性毒物的概念。
2. 常见中毒的原因主要有哪些方面？
3. 简述职业中毒的预防措施有哪些。

任务三　噪声危害及预防

任务导入

2014 年 7 月，李女士应聘到某机械公司做财务工作，该公司财务室设置于该车间东半部的冲床等机械设备旁。当时，李女士正处于怀孕期间，一楼厂房机械设备产生的噪声和振动对在此处办公的李女士的正常工作、休息产生了严重的干扰和影响，经诊断，胎儿听觉神经发育受到了一定的影响。在多次协商未果之后，李女士诉至法院，请求判令被告立即停止噪声侵害并赔偿精神损失。

案件调查过程中，环境监测中心对厂房进行了噪声测量，测量值为 72.2 分贝，背景值为 68.9 分贝，实际值为 69.2 分贝，超过了国家标准。法院经审理判定，机械公司应于判决生效之日起 10 日内采取有效降噪措施消除噪声污染，停止对原告的噪声侵害，并支付李女士精神损害赔偿金人民币 5 000 元。

任务分析

该机械公司主要噪声源为机加工冲床，噪声测量值超出了国家标准，已构成了环境噪声污染，也没有采取有效措施对员工进行必要的安全防护，最终造成了噪声危害事故。

本节课学习的任务是了解噪声产生的原因及危害，熟悉噪声的防护措施。

一、噪声的分类

按照噪声随时间的分布情况可分为：

1. 连续性噪声

连续性噪声可分为稳态噪声和非稳态噪声。随时间变化,声压波动小于 3dB 的称为稳态噪声,否则即为非稳态噪声。

2. 间断噪声

间断噪声又称为脉冲噪声,即声音持续时间小于 0.5 秒,间隔时间大于 1 秒,声压有效值变化大于 40dB 的噪声。

二、噪声产生的原因及危害

1. 噪声产生的原因

噪声是在工业生产过程中由于机械设备运转而发出的声响,其产生主要来自工厂的各种机器和高速设备,如由金属加工机床、发动机、电动机等。

2. 噪声的危害

（1）对听觉系统的影响。在某些生产条件下,如进行爆破,由于防护不当或缺乏必要的防护设备,可因强烈爆炸所产生的振动波造成急性听觉系统的严重外伤,引起听力丧失,称为爆炸性耳聋。这种情况根据损伤程度不同可出现鼓膜破裂,听骨破坏,内耳组织出血,甚至同时伴有脑震荡。患者主诉耳鸣、耳痛、恶心、呕吐、眩晕,听力检查严重障碍或完全丧失。

（2）对神经系统的影响。听觉器官受噪声后,经神经传入大脑,在传入过程中,经脑干网络结构时发生泛化,投射到大脑皮质有关部位,并作用于丘脑下部植物神经中枢,引起一系列的神经反应。可出现头痛、头晕、心悸、睡眠障碍和全身乏力等神经衰弱综合征,还有的表现为记忆力减退和情绪不稳定(如易激怒等),临床检查可见脑电波的改变。此外,可有视觉运动反应时潜伏期延长,闪烁融合频率降低,视力清晰度及稳定性下降等。自主神经中枢调节功能障碍,主要表现为皮肤划痕试验反应迟钝。

（3）对心血管系统的影响。在噪声作用下,心率可表现为加快或减慢,心电图 ST 段或 T 波出现缺血型改变。早期可表现为血压不稳定,长期接触较强的噪声可以引起血压升高,脑血流图呈现波幅降低、流入时间延长等,提示血管紧张度增加,弹性降低。

（4）对内分泌及免疫系统的影响。有人观察了实验动物或接触噪声工人的免疫功能,发现免疫功能降低,并且接触噪声时间愈长,变化愈显著。

（5）噪声对消化系统及代谢功能的影响。在噪声影响下,可以出现胃肠功能紊乱、食欲不振、胃液分泌减少、胃紧张度降低、胃蠕动减慢等变化。

（6）噪声对生殖功能及胚胎发育的影响。实验动物在噪声影响下,初期卵巢功能亢进,后期功能下降,性周期紊乱,生仔率下降。国内外大量的流行病学调查表明,接触噪声的女工有月经不调现象,表现为月经周期异常、经期延长、血量增多及痛经等。接触高强度噪声,特别是 100 dB(A)以上强噪声的女工中,妊娠恶阻及妊娠高血压综合征发病率增设明显。

（7）噪声对工作效率的影响。在噪声干扰下,人们感到烦躁,注意力不集中,反应迟钝,不仅影响工作效率,而且降低工作质量。在车间或矿井等许多作业场所,由于噪声的影响,掩盖了异常信号或声音,容易发生各种工伤事故。

任务实施

一、噪声的防护措施

由于噪声不但影响职工的健康,还影响企业的产品质量和安全生产,所以,如何降低生产车间的噪声,保护好职工的身体健康,是安全生产管理人员责无旁贷的任务。

1. 控制噪声源

根据具体的情况采取技术措施,控制或消除噪声源,是从根本上解决噪声危害的一种方法。

2. 控制噪声的传播

在噪声传播中,应用吸声和消声技术,可获得较好的效果。

吸声是减轻噪声强度的重要措施,用吸声材料装饰在车间的内表面,如在墙壁、屋顶或在工作场所内悬挂吸声体,可以使噪声的强度减低。消声是降低动力性噪声的主要措施,用于风道和排气管,常用的有阻性消声器和抗性消声器,两者联合使用消声效果更好。

3. 做好个人防护

佩戴个人防护用品是保护听觉器官的一项有效措施。对日常接触85分贝和90分贝之间的职工必须提供听力防护用品,总噪声级不超过100分贝时,可使用耳塞或防声棉耳塞;总噪声级在100至125分贝之间时,需佩戴耳罩。

4. 健康监护

按照职业病防治法的要求,对接触噪声的人员每年进行一次健康检查,特别是听觉器官需进行电测听的检查,发现问题,及时调配岗位并定期复查。

5. 合理安排劳动和作息时间

噪声作业应避免加班或连续工作时间过长,尽可能地缩短接触时间。

任务总结

本节课首先介绍了噪声产生的原因及危害,同时从控制噪声源、控制噪声的传播、做好个人防护、健康监护、合理安排劳动和作息时间等方面提出噪声的防护措施,最后3～5人一组分析该案例,提出噪声的预防措施。

任务拓展

一、工业企业厂界环境噪声排放限值

按区域的使用功能特点和环境质量要求,声环境功能区分为以下五种类型:

0类声环境功能区:指康复疗养区等特别需要安静的区域。

1类声环境功能区:指以居民住宅、医疗卫生、文化体育、科研设计、行政办公为主要功能,

需要保持安静的区域。

2类声环境功能区：指以商业金融、集市贸易为主要功能，或者居住、商业、工业混杂，需要维护住宅安静的区域。

3类声环境功能区：指以工业生产、仓储物流为主要功能，需要防止工业噪声对周围环境产生严重影响的区域。

4类声环境功能区：指交通干线两侧一定区域之内，需要防止交通噪声对周围环境产生严重影响的区域。

表 2-1　工作场所噪声职业接触限值

边界处声环境功能区类型	昼间[dB(A)]	夜间[dB(A)]
0	50	40
1	55	55
2	60	50
3	65	55
4	70	55

思考与练习

1. 噪声的危害有哪些？
2. 简述噪声的防护措施有哪些。
3. 简述声环境功能区有哪五种类型。

任务四　高温危害及预防

任务导入

钢铁厂转炉车间工人的自述

我是某钢铁集团转炉厂的一名转炉炼钢工，每天，我和我的工友们都要穿上厚实的工作服走进车间。从车间一眼望去，到处是通红的炼钢炉和四射的火花，视野里的画面在高温的烘烤下几乎有点变形。如果在转炉车间里待上一会儿后再到室外，你会发现室外38度的高温其实还是比较凉快的。

转炉旁是整个厂区里温度最高的区域，浑身通红的直立式圆筒形的巨大烤炉，里面盛满了高达1 700℃的铁水。当转炉倾倒铁水的时候，即使远远站着，身上也似乎都燃烧起来了。因为工作需要，每次必须要有一个工人穿着隔热的工作服，戴上头盔和保护镜站到转炉附近指挥和检查倾倒过程，这个时候是最热也是最难受的。伴随着铁水倾倒时涌出的阵阵热浪，让人感到几乎被融化了。我们分成4个班次来维持车间每天24小时的正常运转，大家轮流到转炉旁工作。

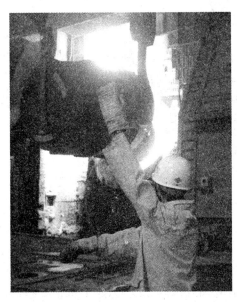

图 2-1　冒着热浪和高温，一线工人在转炉附近指挥和检查铁水倾倒过程

任务分析

　　转炉车间工作属于高温作业，国家标准 GB/T 4200—2008 规定：由于工业企业和服务行业工作地点具有生产性热源，当室外实际气温达到本地区夏季室外通风设计计算温度时，其工作地点气温高于室外气温 2℃或 2℃以上的作业称为高温作业。

　　夏季室内通风计算温度是指近十年本地区气象台正式记录的每年最热月每日 13～14 时的平均气温。

任务实施

一、高温作业分类

　　按其气象条件的特点分为三种类型：高温、强热辐射作业，高温高湿作业和夏季露天作业。

　　1. 高温、强热辐射作业

　　这类作业环境的气象特点是气温高、热辐射强度大，相对湿度低，形成干热环境。如：冶金工业的炼焦、炼铁、炼钢等车间，机械制造工业的铸造车间，陶瓷、玻璃、建材工业的炉窑车间，发电厂（热电站）、煤气厂的锅炉间等。

　　2. 高温高湿作业

　　这类作业环境的气象特点是气温高、相对湿度高、低气流而热辐射较弱，形成湿热环境。主要是由于生产过程中产生大量水蒸气或生产车间内保持较高的相对湿度所致。如：纺织印染、造纸等工业中液体加热或蒸煮时，车间气温可达 35℃以上，相对湿度常高达 90％以上；潮湿的深矿井内气温可达 30℃以上，相对湿度达 95％以上。通风不良，就形成高温、高湿和低气流的不良气象条件,即湿热环境。

3. 夏季露天作业

夏季的农田劳动、野外、建筑、搬运、矿藏勘探、开采等露天作业以及军事训练等。除受太阳的直接辐射作用外,还受到加热的地面及周围物体二次辐射源的附加热作用。露天作业中的热辐射强度虽然较高温车间低,但其作用的持续时间较长,加之中午前后的气温较高,易形成高温和热辐射的联合作业环境。

二、高温对人体健康的影响

1. 对生理功能的影响

(1) 体温的调节:高温作业的气象条件、劳动强度、劳动时间及人体的健康状况等因素,对体温调节都有影响。

(2) 水盐代谢:高温作业时,排汗显著增加,可导致机体损失水分、氧化钠、钾、钙、镁、维生素等,如不及时补充,可导致机体严重脱水,循环衰竭,热痉挛等。

(3) 循环系统:高温作业时,心血管系统经常处于紧张状态,可导致血压发生变化。高血压患者随着高温作业工龄的增加而增加。

(4) 消化系统:可引起食欲减退,消化不良,胃肠道疾病的患病率随工龄的增加而增加。

(5) 神经内分泌系统:可出现中枢神经抑制,注意力、工作能力降低,易发生工伤事故。

(6) 泌尿系统:由于大量水分经汗腺排出,如不及时补充,可出现肾功能不全,蛋白尿等。

2. 中暑性疾病:按发病机制和临床表现的不同,分为三种类型

(1) 先兆中暑:出现大量出汗、口渴、头昏、耳鸣、胸闷、心悸、恶心、体温升高、全身无力。

(2) 轻度中暑:除上述病症外,体温38℃以上,面色潮红、胸闷,或有面色苍白、恶心、呕吐、大汗、皮肤湿冷、血压下降等呼吸循环衰竭的早期症状。

(3) 重度中暑:除上述症状外,出现昏倒痉挛,皮肤干燥无汗,体温40℃以上等症状。重度中暑,可分三种类型:

① 热射病:由于体内产热和受热超过散热,引起体内蓄热,导致体温调节功能发生障碍。是中暑最严重的一种,病情危重,死亡率高。典型症状为:急骤高热,肛温常在41℃以上,皮肤干燥,热而无汗,有不同程度的意识障碍,重症患者可有肝肾功能异常等。

② 热痉挛:是由于水和电解质的平衡失调所致。临床表现特征为:明显的肌痉挛时有收缩痛,痉挛呈对称性,轻者不影响工作,重者痉挛甚剧,患者神志清醒,体温正常。

③ 热衰竭:是热引起外周血管扩张和大量失水造成循环血量减少,颅内供血不足而导致发病。主要临床表现为:先有头昏、头痛、心悸、恶心、呕吐、出汗,继而昏厥,血压短暂下降,一般不引起循环衰竭,体温多不高。

三、高温作业的劳动防护措施

1. 改善工作条件,配备防护设施、设备

主要是合理设计工艺过程,改进生产设备和操作方法。

(1) 采取隔热措施

① 隔热。隔热是防止热辐射的重要措施,尤其以水的隔热效果最好。水的比热大、能最大限度地吸收辐射。常用的方法有水箱或循环水炉门,瀑布水幕等;

② 使用隔热材料。常用的材料有石棉、炉渣、草灰、泡沫砖等。在缺乏水源的工厂及中小型企业，以采取此方法为最佳。

（2）通风降温措施

① 采用自然通风。如天窗、开敞式厂房，还可以在屋顶上装风帽。

② 机械式通风：如风扇、岗位送风。

③ 安装空调设备。

2. 加强个人防护

个人防护用品应采用结实、耐热、透气性好的织物制作工作服，并根据不同作业的需求，供给工作帽、防护眼镜、面罩等。如高炉作业工种，须佩带隔热面罩和穿着隔热、通风性能良好的防热服。

3. 加强卫生保健和健康监护

从预防的角度，要做好高温作业人员的就业前和入暑前体检，凡有心血管疾病，中枢神经系统疾病，消化系统疾病等高温禁忌症者，一般不宜从事高温作业，应给予适当的防治处理。

供给防暑降温清凉饮料、降温品和补充营养：要选用盐汽水、绿豆汤、豆浆、酸梅汤等作为高温饮料，饮水方式以少量多次为宜。可准备毛巾、风油精、藿香正气水以及人丹等防暑降温用品。此外，要制订合理的膳食制度，膳食中要补充蛋白质和热量，维生素 A、维生素 B1、维生素 B2、维生素 C 和钙。

4. 制订合理的劳动休息制度

根据生产特点和具体条件，在保证工作质量的同时，适当调整夏季高温作业劳动和休息制度，增加休息和减轻劳动强度，减少高温时段作业。如：实行小换班，增加工间休息次数，延长午休时间，适当提早上午工作时间和推迟下午工作时间，尽量避开高温时段进行室外高温作业等。对家远的工人，可安排在厂区临时宿舍休息等。

四、中暑病人的急救措施

在夏季，由于环境温度过高，空气湿度大，体内余热难以散发，热量越积越多，导致体温调节中枢失控而发生中暑。牢记以下措施，发现中暑者时，可及时救治。

1. 搬移

迅速将病人移至阴凉、通风的地方，使其平卧，解开衣裤，以利呼吸和散热。

2. 降温

可用凉湿毛巾敷头部，或冰袋、冰块置于病人头部、腋窝、大腿内侧处。

3. 补水

患者仍有意识时，可喝一些淡盐水或绿豆汤。

4. 转送

对于重症中暑病人，必须立即送医院诊治。

任务总结

本节内容通过分析案例，介绍了高温作业的概念、分类、对人体健康的影响，在理论联系实际中掌握高温作业的防护措施和中暑病人的急救措施。

任务拓展

我国法律、法规、标准对高温作业的相关规定

1.《职业病危害因素分类目录》中第四类：物理因素，规定了高温可能导致的职业病为中暑，并列举了存在高温作业的行业64种。

2. 卫生部和国家劳动和社会保障部颁布的《职业病目录》中有10大类115种职业病，其中第四类，物理因素所致职业病第一种即为中暑。

3.《职业健康监护管理办法》中具体规定了高温作业上岗前、在岗期间健康检查的项目、职业禁忌症（心血管疾病、中枢神经系统疾病、消化系统疾病）及从事高温作业健康体检的周期（1年）。

4. 工业企业设计卫生标准（GBZ1—2010）有关规定。

（1）应优先采用先进的生产工艺、技术和原材料，工艺流程的设计宜使操作人员远离热源，同时，根据其具体条件采取必要的隔热、通风、降温等措施，消除高温职业危害。

（2）应根据夏季主导风向设计高温作业厂房的朝向，使厂房能形成穿堂风或能增加自然通风的风压。高温作业厂房平面布置呈"L"型、"Ⅱ"型或"Ⅲ"型的，其开口部分宜位于夏季主导风向的迎风面。

（3）高温作业厂房宜设有避风的天窗，天窗和侧窗宜便于开关和清扫。

（4）夏季自然通风用的进气窗的下端距地面不宜＞1.2 m，以便空气直接吹向工作地点。冬季需要自然通风时，应对通风设计方案进行技术经济比较，并根据热平衡的原则合理确定热风补偿系统容量，进气窗下端一般不宜＜4 m；若＜4 m时，宜采取防止冷风吹向工作地点的有效措施。

（5）以自然通风为主的高温作业厂房应有足够的进、排风面积。产生大量热、湿气、有害气体的单层厂房的附属建筑物占用该厂房外墙的长度不得超过外墙全长的30%，且不宜设在厂房的迎风面。

（6）产生大量热或逸出有害物质的车间，在平面布置上应以其最长边作为外墙。若四周均为内墙时，应采取向室内送入清洁空气的措施。

（7）热源应尽量布置在车间外面；采用热压为主的自然通风时，热源应尽量布置在天窗的下方；采用穿堂风为主的自然通风时，热源应尽量布置在夏季主导风向的下风侧；热源布置应便于采用各种有效的隔热及降温措施。

（8）车间内发热设备设置应按车间气流具体情况确定，一般宜在操作岗位夏季主导风向的下风侧、车间天窗下方的部位。

（9）高温、强热辐射作业，应根据工艺、供水和室内微小气候等条件采用有效的隔热措施，如水幕、隔热水箱或隔热屏等。工作人员经常停留或靠近的高温地面或高温壁板，其表面平均温度不应＞40℃，瞬间最高温度也不宜＞60℃。

思考与练习

1. 高温会造成哪些危害？如何预防？

2. 中暑的症状有哪些？如何预防中暑？

3. 3～5 人组成学习小组，模拟工人在工作岗位上中暑的情景，按照中暑病人急救处理方法和程序，对中暑病人进行急救处理。

4. 通过针对锅炉房、食堂等地点分析其高温作业部位，并提出具体的预防措施。

任务五　电磁辐射危害及预防

任务导入

英国一项最新研究称：长时间接听手机有损听力

一项最新研究结果显示，即使每天接听手机仅 1 小时，也有可能造成听力永久性损伤。英国《每日电讯报》22 日报道，这项研究结果发表在本周举行的美国耳鼻喉学学会年度会议上。研究人员将 100 名年龄为 18 至 25 岁的手机使用者与 50 名不使用手机者进行对比实验后发现，前一组人更加不易听清某些词汇。

研究显示，连续 4 年以上每天接听手机至少 1 小时的人辨别声音更加困难。而右耳问题更加严重，因为大部分人接听手机时使用右耳。

科学家担心，长时间使用手机，机主所受辐射可能损伤敏感的内耳。科学家因此提议公众尽量避免长时间接听手机。

任务分析

随着现代科技的高速发展，电子产品融入生活当中。一种看不见、摸不着的"隐形杀手"危害我们的健康，这就是电磁辐射。一般来说，雷达系统、电视和广播发射系统、射频感应及介质加热设备、射频及微波医疗设备、各种电加工设备、通信发射台站、卫星地球通信站、大型电力发电站、输变电设备、高压及超高压输电线、地铁列车及电力火车以及大多数家用电器等都是可以产生各种形式、不同频率、不同强度的电磁辐射源。电磁波对人体的危害事件多有发生，其对人体的影响程度与所受到的辐射强度及积累的时间有关，应引起重视。

任务实施

一、电磁辐射

电场和磁场的交互变化产生的电磁波，电磁波向空中发射或泄露的现象，叫电磁辐射。电

磁辐射是一种看不见、摸不着的场。人类生存的地球本身就是一个大磁场,它表面的热辐射和雷电都可产生电磁辐射,太阳及其他星球也从外层空间源源不断地产生电磁辐射。围绕在人类身边的天然磁场、太阳光、家用电器等都会发出强度不同的辐射。

电磁辐射的计量单位是:μt(微特斯拉)。目前科学家普遍认为,$0.2\ \mu t$是电磁辐射的安全临界点,长期接触低于$0.2\mu t$的电磁辐射是安全的。

二、电磁辐射的分类

电磁辐射是物质内部原子、分子处于运动状态的一种外在表现形式。按照辐射粒子能否引起传播介质的电离,把电磁辐射分为两大类:电离辐射和非电离辐射。

1. 电离辐射

电离辐射又称放射线,此类辐射包含足够电磁能量,足以使原子和分子与组织分离,并改变人体内化学反应。伽马射线和 X 射线是两种形式的电离辐射。波长越短,频率越高,辐射的能力越大,生物学作用越强。

2. 非电离辐射

非电离辐射是指能量比较低,并不能使物质原子或分子产生电离的辐射。非电离辐射的能量较电离辐射弱。非电离辐射不会电离物质,非电离辐射包括低能量的电磁辐射。有紫外线、激光、红外线、微波及无线电波等。它们的能量不高,只会令物质内的粒子震动,温度上升。

三、电磁辐射的危害

1. 电磁辐射伤害人体的机理

(1)热效应:使人体体温或局部组织温度升高破坏热平衡而有害人体健康。

(2)非热效应:干扰人体的固有微弱电磁场,使血液、淋巴和细胞原生质发生改变,诱发白血病和肿瘤等。

(3)累积效应:长期接触电磁辐射,伤害程度发生累积,久而久之诱发各种病变。

2. 电磁辐射对人体的危害

1998 年世界卫生组织调查显示,电磁辐射对人体有五大影响:

(1)电磁辐射是心血管疾病、糖尿病、癌突变的主要诱因;

(2)电磁辐射对人体生殖系统、神经系统和免疫系统造成直接伤害。损害中枢神经系统,头部长期受电磁辐射影响后,轻则引起失眠多梦、头痛头昏、疲劳无力、记忆力减退、易怒、抑郁等神经衰弱症,重则使大脑皮细胞活动能力减弱,并造成脑损伤;

(3)电磁辐射是造成流产、不育、畸胎等病变的诱发因素;

(4)过量的电磁辐射直接影响大脑组织发育、骨骼发育、视力下降、肝病、造血功能下降,严重者可导致视网膜脱落;

(5)电磁辐射可使男性性功能下降,女性内分泌紊乱,月经失调。

3. 影响电磁辐射危害的因素

电磁辐射危害主要受以下因素的影响:

(1)电磁场强度越高,伤害越严重。

(2)电磁波频率越高,伤害越严重;脉冲波比连续波伤害严重。

（3）连续照射时间越长、累计照射时间越长，伤害越严重。

（4）环境温度越高或散热条件越差，伤害越严重。

（5）电磁辐射对女性和儿童的伤害较为严重；人体被照射面积越大，伤害越严重；人体血管较少的部位传热能力较差，较容易受到伤害。

四、电磁辐射的防护

1. 对伴有电磁辐射的设备进行操作和管理的人员，应加强放射卫生防护的上岗培训。培训内容应包括如下 4 点。

（1）电磁辐射的性质及其危害性。

（2）常用防护措施、用具及其使用方法。

（3）个人防护用具及使用方法。

（4）电磁防护规定。

2. 放射源库、放射性物料及废料堆放处理场所，必须有安全的防护措施。

3. 在保证应用效果的前提下，尽量选用危害小的辐射源或封隔辐射源，提高接受设备灵敏度，减少辐射源的用量。

4. 电磁屏蔽是最常用的降低电磁辐射的手段。就是利用导电性能和导磁性能良好的金属板或金属网，通过反射效应和吸收效应，阻隔电磁波的传播。反射是把电磁波屏蔽掉，反射回去、折射回去。吸收是把电磁波的电磁能量，通过材料本身吸收掉。比如屏蔽室，屏蔽服均采用屏蔽原理。大部分设备使用金属网来屏蔽电磁波。金属网线越粗、网眼越小，屏蔽的效果越好。

5. 可以通过加大辐射源到被照射物体之间的距离来降低电磁辐射强度。

6. 自动化作业。应尽量采用机械化和自动化作业，减少作业人员直接进入强电磁场辐射区域的次数和工作时间。

7. 个体防护。在高频辐射环境内的作业人员要进行防护。常用的防护用品有防护眼镜、防护服、防护头盔等。这些防护用品一般用金属丝布、金属膜布和金属网等制作。

任务总结

本节内容通过分析案例，介绍了电磁辐射的概念、分类、危害及其作用机理，最后介绍了电磁辐射的防护措施。

任务拓展

一、电磁辐射八大高危行业

1. 金融

由于普遍使用计算机网络、现代化办公设施，操作人员直接受到电磁辐射。

2. 广电

广播和电视发射系统、无线电发射系统、编辑机房、演播室均向外发射大量电磁波。

3. IT

计算机系统及网络随时向外发射大量电磁波。

4. 电力

高压输电、变电、发电设施产生高强度电磁波。

5. 电信

移动通讯基站等无线通信系统电磁波强度很大,尤其是手机对人体的危害已引起人们的广泛关注。

6. 民航

民航指挥塔及飞机本身都向外发送大量电磁波,此行业人员尤其应注意防护。

7. 铁路

电气化铁路的电力线及变配系统向外发射大量电磁波。

8. 医疗

高频理疗、超短波理疗及各类频谱仪,都向外发射大量电磁波。

二、计算机电磁辐射的危害及防护

1. 计算机电磁辐射危害的特点

(1) 电脑和家用电器的低频电磁辐射,对人体有伤害。

(2) 伤害作用对不同人群有差异,妇女、少年儿童、老年体弱者为敏感人群,特别对胎儿损害更大。

(3) 受害程度与接受辐射的积累剂量有关。

(4) 低频电磁辐射的非热效应和刺激为主要作用。

(5) 对人体的神经系统功能、免疫系统功能、循环系统功能和生命发育功能等产生影响。

(6) 尚待对分子生物及过程、细胞生物学过程和生物化学过程深入研究,进一步探明和揭示其作用机理。

2. 计算机电磁辐射的防护

(1) 与计算机保持一定距离。因为电磁辐射强度随着与辐射源的距离的平方值而下降。专家建议,计算机使用者应与显示屏保持的距离不少于 70 cm,与计算机两侧和后部保持的距离不少于 120 cm。

(2) 减少与计算机接触的时间。因为接受辐射的累计剂量是同辐射强度与辐射时间的乘积成正比,因此,减少上机时间是必要的。

(3) 穿防护服,戴防护帽,以直接减少身体对辐射的吸收。

三、手机电磁辐射的防护

1. 手机电磁辐射危害的特点

手机辐射主要是由其发射的高频无线电波造成的。手机天线发射的微波中,有 60% 被人脑近距离吸收。手机天线是产生辐射最强的地方,而人脑与发射天线的距离仅 2～5 厘米,因此,是存在潜在危害的。手机辐射对人体组织的作用可分为热效应和生物效应。

（1）手机辐射的热效应是指在手机电磁辐射作用下，人体内极性分子发生取向作用，进行重新排列。分子在排列过程中相互碰撞摩擦，消耗了电磁能量而转化为热能。人体内有电解质溶液，其中离子在高频电场作用下会在平衡位置振动，将电场能转化为热能。磁场还可以在机体内产生局部涡流，也产生热。

（2）手机辐射的生物效应是指能引起人体细胞膜共振，使细胞的活动能力受限。即人体生理上发生的显著变化。常见的生物效应有耳鸣、头痛、头昏、易怒、疲劳、热感觉、头皮不适、脱发、视力模糊、食欲减退、记忆减退、听力减退和睡眠干扰等，这些可以称之为主观症状。

（3）手机的电磁辐射存在致癌、致畸、致突变的可能，电磁辐射以多种方式影响着生命细胞。

2. 手机电磁辐射的防护

虽然多数人公认使用手机是安全的，但在使用过程中手机的电磁辐射直接作用于与之距离较近的人体的脑部和眼部，人们应该有意识地尽量减少其对自己的辐射，因此，使用手机时采取一些必要的防护措施是非常重要的。

（1）距离防护。电磁辐射的衰减是和距离的平方成反比的，周围的人距手机 1 m 时，该处的电磁辐射功率密度就小得多，距 2 m 时就已很微小。为了尽可能地减少手机对人体，尤其是头部的辐射，通话时话机应避免紧贴在耳根，最好距离 1～3 cm，以减少辐射的危害，使用耳机也是有效减少对大脑的辐射的手段之一。

（2）缩短接触时间防护。由于辐射能量产生的热效应是一个积累的过程，通话时间越长接受的辐射量越大，同时，手机接通瞬间释放的电磁辐射最大，因此，每次使用最好在手机铃声响起后 2 秒或两次电话铃声间歇中接听电话且时间不宜过长，应尽量减少通话时间，如确实需通话较久，可左右耳交替接听。不同性别、年龄体质者免疫功能存在差异，较弱者不宜使用手机。因此，未成年人、年老者、严重病人不宜使用手机，孕妇则应谨慎使用。

（3）合理饮食防护。在生活中应养成合理的生活规律、加强体育锻炼、改善饮食结构，提高机体的免疫功能。含维生素 C 较多的蔬菜瓜果、辣椒类食品、绿茶等在抵抗电磁辐射方面有重要作用，常食用有利于调节人体电磁场的紊乱状态，加强机体抵抗电磁辐射的能力。

作为微波辐射的一种，手机电磁辐射对人体健康的影响虽然存在，但是人们没有必要因为害怕辐射而放弃对它的使用，而是应该在认识手机危害的基础上，有意识地掌握正确使用手机的方法，掌握电磁辐射防护要点，采取必要的防护措施，尽可能降低手机电磁辐射的危害，最大限度地保护自身及他人的健康。

四、熟悉日常生活中可能接触到电离辐射的场景及其特点

1. 医学检查

包括 X 光片，X 光透视，CT 扫描，PET－CT 扫描，放射性同位素造影等；放射治疗，包括电子束，伽马束，质子束，重离子束等。这些都是利用电离辐射的穿透性，或者电离辐射可以杀死细胞的特性来加以利用。医学检查受到的剂量通常会比较高，但医生会权衡利弊，尽量少做，但也不用担心。

2. 长途飞机旅行

这主要来自宇宙辐射，尤其是当飞机穿越北极上空时可能会更多一些。

3. 吸烟

香烟含有钋-210,镭-226及铅-210这些放射性同位素,吸烟时,这些同位素会被吸入人体,在人体内部对组织进行内照射。

4. 夜光表,烟雾探测器

含有微量金属放射性同位素,但由于含量极小,对人体造成的伤害可忽略。

5. CRT 显示器

老式的 CRT 显示器是基于电子管的应用,电子能量的变化会产生 X 射线,但实际测试结果显示,其剂量非常小,甚至还没有柏油马路沥青产生的放射性高。除了以上提到的几点,还会有很多其他的可能性,比如,自然界存在的各种矿物,例如上面说到的沥青矿。但除了第 1 条和第 3 条之外,辐射剂量都是很小的。至于电脑,路由器,手机,电视,机房等各种电子设备工作时是否会产生电离辐射,从原理上讲是不可能的。因为,这些电子设备工作产生的电磁波频率仅仅是射频范围,既不可能有原子核反应,也不可能有电子束应用,所以,不可能产生 X 或者伽马射线,也就不可能产生电离辐射。

思考与练习

1. 生活大调查:我们身边的辐射有多大? 剃须刀、电磁炉、计算机和手机等电磁辐射安全值为多少? 对人体有哪些危害?

2. 3~5 人组成学习小组,查阅相关资料,确定不同电子设备或产品的安全电磁辐射值为多少,其电磁辐射分级标准该如何确定。

3. 家用电视机一般放在客厅,其开机时候一定距离内的辐射值为多少? 能否与电冰箱放在一起?

4. 通过上网搜索,查找更多具有电磁辐射危害的危险源,并给出防护措施。

任务六　工作压力危害及预防

任务导入

百事可乐"有职位,无事业"谈工作压力

尽管百事可乐公司一直以发展迅速、竞争力强而自豪,但公司总裁 AndrallE. Pearson 最近仍为公司各级员工之间的工作不愉快而忧虑。调查表示,80％的公司员工曾经因工作不和而烦恼。许多员工抱怨他们没有得到关怀,不知道公司正在发生的事情,也没有人告诉他们工作绩效如何。在百事可乐公司,工作职责划分不太明晰,这导致内部竞争十分激烈。管理人员常常分配给员工太多的任务并要求按时完成。那些能够圆满完成任务的员工晋升很快,其他人则常常离职。平均来说,每人在一个职位上仅仅工作 18 个月。除离职率高以外,管理层还

过分强调短期效果。快速晋升的允诺吸引了不少有抱负的年轻人,但大多数人在百事可乐公司待不久。大家都说,百事可乐公司有许多职位,但鲜有事业。

Pearson 要求各级主管给予下属更多的绩效反馈,并要求表现出对下属利益与成长的真正关心。公司今后将告知每位员工有关晋升的具体标准与途径,管理人员的晋升与工资也将部分取决于他们指导、培训下属的情况。此外,公司要求各级主管认真评估员工的绩效,及时反馈给员工,并详细解释奖金分配的依据.请结合案例思考:

1. 百事可乐公司员工工作压力的来源有哪些?
2. 你认为 Pearson 总裁减轻员工工作压力的措施是否可行? 为什么?
3. 你认为该如何在将来的工作中缓解工作压力?

任务分析

虽然造成百事可乐"有职位,无事业"的原因是多方面的,但是有一点不可否认,工作压力大是不容忽视的原因之一。随着科技的不断发展,市场竞争激烈,目标营业额不断上调,直接或间接的工作量增加,工作不稳定及不可预期,这些外在因素都转化为压力不断向员工的极限挑战。

工作压力是指因工作负担过重、变换生产岗位、工作责任过大或改变等对人产生的压力,工作压力也称工作应激、职业应激、职业紧张、工作紧张。工作压力是当前全球性的热点话题,压力既是一种强大的推动力,也是一个影响工作绩效和职业健康的消极因素。

任务实施

一、工作压力的来源

1. 工作压力的潜在来源

(1) 环境因素:主要指经济、政治和技术因素。

(2) 组织因素:组织内有许多因素能引起压力感,例如,所做的不是自己愿意做的事或不能在有限的时间内完成工作,工作负担过重,同时令人讨厌,难以相处的老板等,都会给员工带来压力。

(3) 个人因素:压力因素具有可加性,压力是逐步积累和加强的。每一个新的持续性的压力因素都在增强个体的压力水平。

单个压力本身可能无足轻重,但如果在业已很高的压力水平上,它就可能成为"压倒骆驼的最后一根稻草"。如果要评估一个员工所承受的压力总量,就必须综合考虑他所经受的机会性压力、限制性压力和要求性压力。

潜在的压力是否一定会转化为现实的压力,还与个体差异性有关,诸如个人的知识、工作经验、社会支持等。

2. 工作压力的主要来源

表 2-2 工作压力的主要来源

压力源	主要因素	可能后果
工作条件	工作超负荷或负荷不足 工作的复杂性及技术压力 工作决策与责任 紧急或突发事件 物理危险 时间变化	生产线歇斯底里症 精疲力竭 生物钟紊乱 健康受到威胁 烦恼和紧张增加
角色压力	角色模糊 角色冲突	焦虑和紧张增加 低工作满意度与低绩效 过于敏感
人际关系	缺乏接纳与支持 钩心斗角，不合作 领导对员工不关心	孤独、抑郁 敏感 人际退缩
职业发展	升职或降职 工作安全性与稳定性 抱负受挫	失去自信 焦虑增加 工作满意度与生产力降低
组织系统	结构不合理，制度不健全 派系争斗 员工无参与决策权	动机和生产力低下 挫折感 对工作不满意
家庭工作交互影响	引起压力的生活事件 （如婚姻、家庭问题等）	焦虑和紧张增加 身心疲惫

二、工作压力的影响

工作压力本身是一种中性的驱动力，压力适中可产生积极的作用，可以给予人们奋斗的动力。但当所承受的压力过大且持续时，则产生消极作用。

1. 适度的压力能够产生积极作用

（1）适度的压力可以使员工保持一种紧张感。对员工而言，企业在管理上越规范，员工的工作紧张感越强，越有利于发挥自己的才华为企业创造高额的利润。在适度的压力下产生的紧张感会使员工清醒地认识到目前所从事的工作的重要性，进而使员工在工作过程中时刻保持高度的工作热情。

（2）适度的压力可以提高员工的工作业绩。在工作过程中，工作压力过小或者过大，工作效率都较低。压力较小时，人处于松懈状态之中，效率自然不高，但当压力超过了人的最大承受能力之后，压力就成为阻力，效率也就随之降低。所以，应以一个合适的压力为标准，让员工时刻保持一种紧张感，不断激发员工的工作热情。

2. 过大而持续的压力所产生的负面影响

遭到外界强烈的刺激后，我们会产生一系列的反应，如神经兴奋、激素分泌增多、血糖升高、血压上升、心率加快、呼吸加速等，只要其强度、频率、持续时间都比较适当，并不会对人体造成损害，而且有益于保护机体。

但是相对于个体的承受能力而言,如果长期、反复地处于职业应激中,就会导致一系列不良反应:

(1) 对工作不满意、厌倦感、无责任心,并导致工作效率降低、缺勤率高、失误增多。

(2) 失眠、疲劳、情绪激动、焦躁不安、多疑、孤独、对外界事物兴趣减退等,并会导致高血压、冠心病、消化道溃疡等。

(3) 还可导致危害行为,如吸烟、酗酒、滥用药物、上下级关系紧张,以及迁怒于家庭成员等。

三、应对工作压力的措施

1. 减少压力的产生

(1) 提高个人工作能力。对于工作,每个人的能力千差万别,归根到底是自身能力所致,因而,要提高个人工作能力,让自己更坦然地面对各项工作。

(2) 提高心理承受能力。面对同样的一次失败,有些人坦然面对,有些人则将其视为永远迈不过的坎。提高自己的心理承受能力将会很好地避免各类压力的产生,即使面对一项高难度的工作,也能将其视为给自己的机会,相信自己可以完成,而非抱怨无法做到。

(3) 拥有积极的心态。人们面对困境、情绪懊丧时,不妨从相反方向思考问题,这能使人的心理和情绪发生良性变化,得出完全相反的结论,使人战胜沮丧,从不良情绪中解脱出来。从前,有个老太太整天愁眉苦脸,天不下雨,她就挂念卖雨伞的大儿子没生意做;天下雨了,她又忧心开染房的二儿子不能晒布。后来,有个邻居劝解她:“你怎么就不反过来想想呢? 如果下雨了,大儿子的生意一定好;如果不下雨,二儿子就可晒布。”老太太一听恍然大悟,从此变得乐观很多。这个故事就是反向心理的极好诠释。

对于这个问题,英国文学家萧伯纳讲得更为明确。曾有一名记者问萧伯纳:“请问乐观主义者与悲观主义者的区别何在?”萧伯纳回答:“这很简单,假定桌上有一瓶只剩下一半的酒,如果看见这瓶酒的人说:‘太好了,还有一半。’那么,这就是乐观主义者;如果有人对这瓶酒叹息:‘糟糕! 只剩下一半。’那就是悲观主义者。”当我们遇到困难、挫折、逆境、厄运的时候,运用一下反向心理调节,从不幸中挖掘出有幸,使情绪由“山穷水尽”转向“柳暗花明”,摆脱烦恼。

2. 缓解压力的方法

(1) 注意转移。其原理是在大脑皮层产生一个新的兴奋中心,通过相互诱导、抵消或冲淡原来的优势兴奋中心(即原来的不良情绪中心)。当与人发生争吵时,马上离开这个环境,去打球或看电视;当悲伤、忧愁情绪发生时,先避开某种对象,不去想或遗忘掉,可以消忧解愁;在余怒未消时,可以通过运动、娱乐、散步等活动,使紧张情绪松弛下来;有意识地转移话题或做点别的事情来分散注意力,可使情绪得到缓解。例如,司马迁惨受宫刑而著“史家之绝唱,无韵之离骚”的《史记》,歌德因遭遇失恋才写出世界名著《少年维特之烦恼》。我们应该多接触令人愉快、使人欢笑的事物,避免和忘却一些不愉快的事。

(2) 旅游疗法。旅游不但可使处于抑制状态的大脑皮层兴奋起来,还可活跃人体多巴胺系统,使丘脑、垂体得到协调。

(3) 吟诗疗法。吟诗抒情,不但可以给人的听觉器官美的享受,更有荡涤肺腑、宁神忘痛的心理效应。

(4) 睡眠疗法。睡眠是一种古老的情绪调节法,一觉醒来,大脑和身体都得到了休息,情绪也平静下来。

（5）购物疗法。心情不好时，去商场买回一件心爱之物，成功和满足的心理体验会让人大为开心，忘却烦恼和不快。

（6）饮食疗法。饮食是减缓压力很有效的方法，合理的饮食能够很好地缓解压力，但是也要注意合理饮食，别吃得太撑，造成胃部负担，产生了另一种压力。健康的饮食才是缓解压力的正确做法，适当的零食，减少不健康食品的摄入。

（7）运动疗法。体育锻炼能够让自己充满活力，身体的强大能够带动心理的强大，也将提高自己的心理承受能力，使人变得更加外向和乐观。

压力无所不在，我们必须认真对待心理压力问题，并及时地、适当地通过情绪调节来缓解心理压力，为它找个出口，它就不会给精神带来太重太大的伤害。

四、学会识别工作压力的早期警告信号

1. 性情的改变

原本话多的人话变少了、性格开朗的变沉默了、热情的变得冷淡，显得心事重重，情绪低沉，离群索居。

2. 情绪的变化

言语间容易伤感，或者容易激动、发怒、冲动，做事轻率。

3. 工作时的状态

注意力不集中，效率差，畏难，工作质量粗糙。

4. 生活规律的改变

失眠，疲惫，有的人对烟酒的消耗量比平常增加了。

任务总结

通过百事可乐公司员工工作存在的问题，重点分析工作压力的来源，特别是人际关系这一压力源，以及认识工作压力，正确对待工作压力和应对工作压力。

任务拓展

一、心理健康概述

1989 年世界卫生组织对健康给出了新的定义：健康不仅是没有疾病，而且包括躯体健康、心理健康、社会适应良好和道德健康。可见，健康包含了生理、心理、社会行为和道德等方面的含义。身体健全、情感理智和谐并能很好地适应社会环境、道德健康，这是当代健康人的必备条件。

心理健康，是指没有心理疾病或变态，内部心理和外部行为和谐、协调，能够适应社会准则和职业要求的一种良性状态。心理健康是一种积极而持续的心理状态，在这种状态下生活的人，心情舒畅，感受到生命的价值，与他人、环境和社会协调一致，能充分发挥自己的身心潜能。

二、青少年心理健康标准

1. 智力正常

智力是以思维为核心的各种认识能力和操作能力的总和,也是衡量一个人心理健康的重要标志之一。正常的智力是学习文化知识的最基本的心理条件,智力发展水平要符合实际年龄的智力水平。

2. 自信

自信心是对自我的客观评价,实质上是一种自我认知和思维分析的综合能力。恰当的自信是心理健康的重要标志之一,也是获得成功的重要保障。

3. 能够控制和协调自己的情绪

经常保持轻松、愉快、稳定、协调的情绪,良好的心理状态,可使个人心身处于积极向上的状态。

4. 社会适应能力强

对环境的适应能力标志着心理健康水平,心理健康能够帮助我们较快地适应变化的环境,包括学习环境、生活环境、自然环境和人际环境等。即使突然发生意外或身处恶劣环境中,也能较快地适应环境并保持心理平衡。

5. 人际关系和谐

尊重长辈,关心家人,与同学友好相处。具有较强的沟通交流能力,具有团队合作精神。

思考与练习

1. 如何缓解工作压力?
2. 如何通过饮食调理减轻工作压力?
3. 你在生活和学习中有哪些压力? 你计划采取哪些措施去缓解压力?

项目三 职业安全

扫码掌握本章知识点

情境导入

2012年9月13日,湖北省武汉东湖风景区东湖景园环建楼建筑工地内,一台施工的升降机在升至距离地面约100米高度的楼顶时发生坠落,梯内19名作业工人随笼坠下,全部当场死亡。

经调查了解:事故电梯核载12人,实载19人,存在超载;事故电梯的有效期限是2012年6月23日,电梯过期使用。该起事故暴露出部分地区建筑施工企业现场安全管理不力,建筑起重机械管理混乱等问题.

本案例中,涉及诸多的职业安全问题。如何在工作过程中,保护好自身安全,防止在职业活动过程中发生各种伤亡事故,确保职业安全所采取的相应措施,值得我们进行探讨。

本项目内容结构

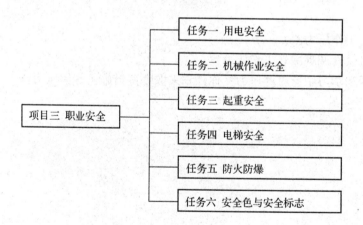

项目三 职业安全
- 任务一 用电安全
- 任务二 机械作业安全
- 任务三 起重安全
- 任务四 电梯安全
- 任务五 防火防爆
- 任务六 安全色与安全标志

学习目标

1. 了解电气事故的种类,熟悉电气事故原因,掌握电气事故的防护措施;
2. 在安全的前提下,对触电者进行抢救;
3. 理解电气火灾的扑救措施;

4. 了解燃烧、爆炸的定义,掌握防火防爆技术措施;熟悉火灾扑救的原则,会根据不同的火灾类型,选择不同的灭火器;

5. 掌握机械作业安全、起重安全和电梯安全的基本知识;

6. 了解安全色的含义,熟悉安全标识表达的安全信息,掌握日常生活中的安全标识表达的安全信息。

任务一　用电安全

任务导入

电能给人们带来了极大的便利,已成为人们生产生活中最基本和不可替代的能源。但是,当电能失去控制,就会引发各类电气事故,其中,触电事故是各类电气事故中最常见的事故;同时,也存在电气火灾、电磁伤害等多种事故。

统计资料表明:在工伤事故中,电气事故占很大比例。

以建筑施工死亡人数为例——2013年全国建筑施工触电死亡人数占其全部事故死亡人数的6.54%。

我国约每用1.5亿度电就触电死亡1人,而美国和日本约每用20~40亿度电才触电死亡1人。

据统计,在各类火灾事故中,电气火灾约占全部火灾的40%(如图3-1所示),造成了巨大的人员伤亡和经济损失。电气火灾居于首位,成为最大的火灾隐患。

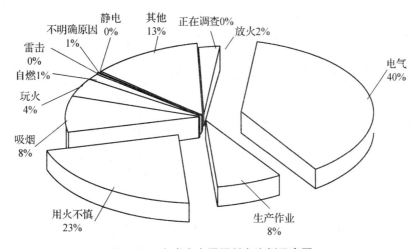

图3-1　各类火灾原因所占比例示意图

从以上可以看出,做好电气安全防护在安全管理工作中已成为极为重要的任务。

任务分析

一、电气事故

常见的电气伤害事故有电流伤害事故、电气火灾和爆炸事故、静电事故、电磁辐射危害、电路故障及事故等。

1. 电流伤害事故

电流伤害事故即触电事故,是人身触及带电体导致电流流经人身所发生的伤亡事故。人体触电有电击和电伤两类。

(1)电击。电击是指电流通过人体,刺激机体组织,使肌肉非自主地发生痉挛性收缩而造成的伤害,严重时会破坏人的心脏、肺部、神经系统的正常工作,形成危及生命的伤害。

电击对人体的效应是由通过身体的电流决定的,而电流对人体的伤害程度与通过人体电流的强度、种类、持续时间、通过途径及人体状况等多种因素有关,表 3-1 中列出了不同触电电流时人体的生理反应情况。一般规定,工频交流电的极限安全电流值为 30 mA。

表 3-1 不同电流对人体造成的伤害

电流类别 电流/mA	50 Hz 交流电	直流电
0.6~1.5	开始有感觉,手指有麻刺感	没有感觉
2~3	手指有强烈的麻刺感,颤抖	没有感觉
5~7	手部痉挛	感觉痒、刺痛、灼热
8~10	手指尖部到腕部痛得厉害,虽能摆脱导体,但较困难	热感觉增强
20~30	手迅速麻痹,不能摆脱导体,痛得厉害,呼吸困难	热感觉增强,手部肌肉收缩但不强烈
30~50	引起强烈痉挛,心脏跳动不规则,时间长则心室颤动	热感觉增强,手部肌肉收缩但不强烈
50~80	呼吸麻痹,发生心室颤动	有强烈的热感觉,手部肌肉痉挛、呼吸困难
90~100	呼吸麻痹,持续 3 s 以上时心脏停搏,以至停止跳动	呼吸麻痹
300 及以上	作用时间 0.15 s 以上时,呼吸和心脏停搏,肌体组织遭到电流的热破坏	

按照人体触及带电体的方式,可将电击分为以下几种情况:

① 单相触电。这是指人体在接触到地面或其他接地导体的同时,人体的另一部位触及某一相带电体所引起的电击(如图 3-2 所示)。当发生电击时,若所触及的带电体为正常运行的带电体,则称为直接接触电击。而当电气设备发生事故(如绝缘损坏,造成设备外壳意外带电的情况)时,人体触及意外带电体所发生的电击称为间接接触电击。根据国内外的统计资料,单相触电事故占全部触电事故的 70% 以上。因此,防止触电事故的技术措施应将单相触电作为重点。

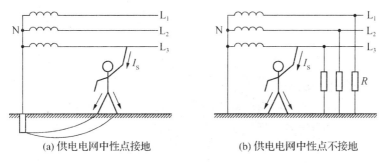

(a) 供电电网中性点接地　　　　　(b) 供电电网中性点不接地

图 3 - 2　单相触电

② 两相触电。这是指人体的两个部位同时触及两相带电体所引起的电击(如图 3 - 3 所示)。在此情况下,人体所承受的电压为三相系统中的线电压,因电压相对较大,其危险性也较大。

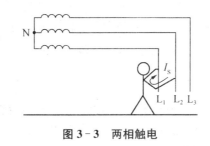

图 3 - 3　两相触电

③ 跨步电压触电。这是指站立或行走的人体,受到出现于人体两脚之间的电压,即跨步电压作用所引起的电击。跨步电压是当带电体接地,电流自接地的带电体流入地下时,在接地点周围的土壤中产生的电压降形成的,如图 3 - 4 所示。

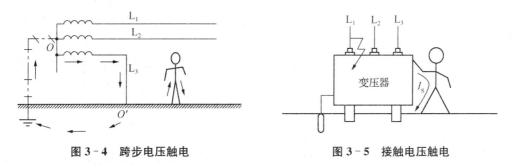

图 3 - 4　跨步电压触电　　　　　　　图 3 - 5　接触电压触电

④ 接触电压触电。人体与电气设备的带电外壳接触引起的触电称为接触电压触电,如图 3 - 5 所示。人体站立点离接地点越近,接触电压越小;反之,接触电压越大。当人体站在接地点与设备外壳接触时,接触电压为零。

(2) 电伤。这是电流的热效应、化学效应、机械效应等对人体所造成的伤害。此伤害多见于机体的外部,往往在机体表面留下伤痕。能够形成电伤的电流通常比较大。电伤属于局部伤害,其危险程度决定于受伤面积、受伤深度、受伤部位等。

2. 电气火灾和爆炸事故

电气火灾和爆炸是在一定条件下,由于电气设备的危险温度或电火花酿成的。通常既是重大设备事故,也伴随着重大人身伤亡事故。如图 3 - 6 所示为 5.31 江苏启东火灾爆炸事故。

2016年5月31日下午五时五十三分,江苏启东海四达电源有限公司锂电车间发生火灾爆炸事故,事故共造成2死18伤。

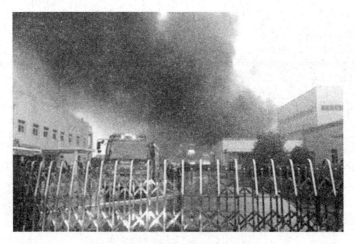

图3-6   江苏启东火灾爆炸事故

3. 静电事故

静电是人为的正负电荷形式的能量。静电虽能量不大,不会直接使人致命,但静电放电会引发火灾爆炸,在火灾和爆炸危险场所是十分危险的因素。静电电击能量虽小,但妨碍生活和工作,妨碍生产、击穿电路元和器件。

所谓静电事故是指因静电放电或静电力作用,导致发生危险或损害的现象。

2002年12月,在江苏丹阳某厂浆料车间,工人用真空泵吸醋酸乙烯到反应釜,桶中约剩下30 kg时,突然发生了爆炸,工人自行扑灭了大火,1名工人被烧伤。经现场察看,未发现任何曾发生事故的痕迹,电器开关、照明灯具都是全新的防爆电器。吸料的塑料管悬在半空,管子上及附近无接地装置,还有一只底部被炸裂的铁桶。

此案例为较典型的静电事故,此次爆炸事故的原因是:醋酸乙烯的物料在快速流经塑料管道时产生静电积聚,当塑料管接触到零电位桶时,形成高低压电位差放电,产生火花引爆了空气中的醋酸乙烯蒸气。

4. 电磁辐射危害

电磁辐射又称电子烟雾,是由空间共同移送的电能量和磁能量所组成,而该能量是由电荷移动所产生。

电磁辐射所衍生的能量,取决于频率的高低:频率愈高,能量愈大。通常指100 kHz以上的频率,100 kHz以上才能辐射电磁波。

广播、通信设备——数百kHz~数千MHz(如:中国GSM系统运行在900 MHz上,CDMA则运行在800 MHz和1 900 MHz这两个频率上,WCDMA(3G)则运行在2 000 MHz基础上。)

电磁辐射伤害是指人体在高频电磁场的作用下,吸收辐射能量,中枢神经系统、心血管系统等会受到伤害。

电磁辐射危害是指感应放电对人(设备)产生的危害(如:高大的金属构架接受电磁波会发生谐振,产生感应电压,较高的电压,能给人明显的电击,或产生火花放电)。在有爆炸性混合物的场所,这是十分危险的因素。较高的感应电压会使塔式起重机的工人在挂吊钩时引起危险。

电磁干扰容易造成心脏起搏器失灵;航空飞机起降时打手机,产生的电磁干扰使飞机控制装置产生误动作。

5. 电路故障及事故

所谓电路故障及事故就是指电能失控。整个电网电流流通的回路中任何一个环节上出现的事故及故障,通常会造成异常停电或大面积停电事故。

2002 年 9 月 23 日,内蒙古丰镇市二中因晚上放学时楼梯照明灯损坏,人多拥挤,造成 21 名学生死亡,43 名学生受伤。最大 15 岁,最小 13 岁。

二、电气事故原因分析

1. 触电事故的主要原因

(1) 缺乏安全用电常识。此类事故多发生在经验不足的工人在操作、移动、清洁电气设备时,如:操作手持电动工具时未检查外壳是否带电,不佩戴绝缘手套就使用;搬动设备不切断电源;用非绝缘工具剪带电导线;在未验明是否有电情况下触摸带电体;用水冲洗电气设备(冲洗地板);用湿手套触摸或用湿布擦开关、灯头、灯泡;发现有人触电,在未切断电源情况下,用手拉触电者等。

(2) 违反操作规程。电气作业人员在操作、修理中不严格遵守操作规程。在高压设备维修中不严格执行"二票一制"(工作票、操作票、监护制度),造成倒闸误操作、提前送电、检修中误触带电部位;在低压设备上带电工作措施不力;使用行灯不用安全电压,而用 220 V 电压;非电工人员乱修理电气设备;使用安全用具事先未检查;电动工具没有接零线,使用时不佩戴防护用具,或在雨天露天使用;车间临时线过多,且长期使用。以上这些原因都有可能导致触电事故。

(3) 电气设备、线路安装不合格。高、低压同杆架设、低压误设高压之上;电气设备不合要求;电动设备接零线不合要求;电气设备裸露无防护;闸刀开关安装倒置或平放;照明线路开关未控制火线;螺口灯头螺口外露并接火线等。

(4) 维修不缮。用电、配电设备和电气线路长期不进行检修,以至绝缘损坏、机械磨损、过热;开关、灯头、闸刀破损不检修或更换;熔断丝用铁、铜线替代等。

(5) 其他原因。主要是偶然的意外事故。如:台风刮断电线、压坏电气设备等。

2. 电气火灾主要原因

(1) 电气设备在不正常的运行中;

(2) 线路安装不正确;

(3) 线路导致的绝缘类型、安装方式不适应环境条件;

(4) 接头处接触不良,严重过热,绝缘损坏发生短路;

(5) 在断开(或者闭合)刀闸或熔断器熔断时的火花飞溅到易燃物上引起火灾;

(6) 变压器油老化变质、过多、过少,或内部线圈短路造成油箱爆炸喷油燃烧;

(7) 雷击或静电造成火灾爆炸事故。

三、触电事故的防护措施

1. 直接接触的防护措施

所谓直接接触的防护措施是指防止人体直接触及带电导体的安全措施,基本防护原则就是使危险的带电体不会被有意或无意地触及。基本防护措施有以下几种:

（1）绝缘。足够的绝缘电阻，能把电气设备的泄漏电流限制在很小的范围内，防止由于漏电引起的触电事故。绝缘是用电设备最为直接的一个防护措施。

绝缘检查时需要关注以下几个方面：设备外观是否有损伤；是否有二次破坏的可能（安装方式）；是否进行专业检测，检测结果是否符合标准。几种常用电气设备的绝缘电阻值指标：配电线路：500 V 以下，不小于 0.5 MΩ；电缆线路：3 000 V 以下，3 000～750 MΩ；电动机：使用中的不低于 0.5 MΩ；新电机应不低于 2 MΩ；手持式电动工具：不低于 2 MΩ。

（2）屏护。如果配电线路和电气设备的带电部分不便于包以绝缘或者绝缘不足以保证安全时，就应采用屏护措施。屏护是采用遮栏、箱匣、护罩等，把带电体与外界隔离开来，以防止人体触及带电体造成触电事故的发生。如图 3-7 所示，缺失屏护措施。

（3）安全间距。为了防止人体触及或过分接近带电体，以避免短路事故、触电事故等的发生，在带电体与地面、带电体与带电体之间、带电体与其他设备设施之间，都必须保持有一定的安全距离，即安全间距。

安全间距的大小与电压等级、电气设备的类型及安装的方式有关（见表 3-2）。

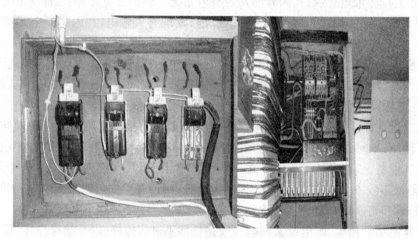

图 3-7　屏护措施缺失

（4）特低电压。特低电压是为了防止触电事故而采取的由特定电源供电的电压系列。

表 3-2　室内外 380 V 电力线路的安全间距

布线方式		距离（米）
在居民区的架空线路距地面		6
非居民区的架空线路距地面		5
架空线路距建筑物的顶部		2.5
室内电力线与蒸汽管线	平行	0.5-1
	交叉	0.3
室内电力线与暖、热水管	平行	0.3
	交叉	0.1
室内电力线与上下水管、压缩空气管线	平行	0.1
	交叉	0.05

特低电压额定值等级有 42、36、24、12、6V 五个等级。当电气设备采用了超过 24V 的电压等级时，就必须采用防止直接接触带电体的措施。特低电压适用场所如表 3-3 所示。

表 3-3　特低电压适用场所

特低电压（额定值，单位 V）	适用场所
42	电焊机的焊把侧
36	机床照明、行吊的操作电源、较为干燥的修车地沟
24 12 6	潮湿场所的移动用电工具、金属容器中的用电工具和照明、锅炉上的照明、较为潮湿的修车地沟的照明灯等

（5）漏电保护器。主要是用来防止由于电气设备、线路漏电引起的人身触电事故，也是一种安全技术措施。漏电保护装置是一种低压安全保护电器。

漏电保护器应分两级配置，漏电保护器要选择动作电流在 10～30 mA 之间，动作时间为 0.1 秒。

第一级是用电总回路要安装一个总的漏电保护器（如厂房、食堂等），其漏电动作电流较大，一般在 100 毫安，动作时间是 0.1～0.2 秒。

第二级漏电保护器安装在分路上。在以下场所的电气回路的分路必须安装漏电保护器：修理车间的各用电回路，特别是插座箱；喷漆车间的各用电回路；接便携式移动工具的电路；游泳池、公共浴室的照明电路；建筑工地的用电设备和电路；营房车上的电气线路；进入居民家中的电路。安装在水中的供电线路和设备；医院中可能直接接触人体的电气医用设备。

2. 间接接触的防护措施

间接接触的防护措施是指防止电气设备、线路等在发生故障时，发生人身触电伤亡事故的安全措施。主要措施有：自动切断电源的保护，降低故障点电压措施。

（1）自动切断电源的保护（保护接零）。如图 3-8 所示，采用保护接零时，电气设备的金属外壳直接与低压配电系统的零线相连。当其中任何一相绝缘损坏而使外壳带电时，均形成相线（U、V、W）和零线（N）短路。由于相、零回路阻抗很小，所以短路电流很大，使线路上的保护装置（如断路器、熔断器等）迅速动作，切除故障设备的电源，从而起到防止人体触电的保护作用，并减少损坏设备的机会。

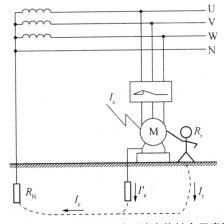

图 3-8　中性点直接接地系统人体触电示意图

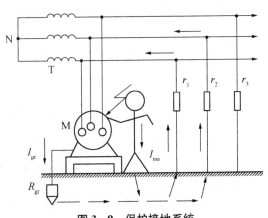

图 3-9　保护接地系统

（2）降低故障点电压措施（保护接地）。保护接地就是用导体把电气设备中所有正常运行不带电、当绝缘损坏时可能带电的外露金属部分和埋在地下的接地极连接起来。它是防止人体触电的一项极其重要的措施，如图3-9所示。

当电气设备内部绝缘损坏，而使一相带电体碰壳时，若人体接触设备外壳，则电流经过人体电阻和接地装置的电阻流入大地，再经过其他两相对地绝缘阻抗回到电源。接地装置的接地电阻与人体电阻并联，根据并联分流原理，通过人体的电流与人体电阻成反比。

四、电气火灾事故的防护措施

电气火灾事故的预防措施主要有以下几种：与易燃物保持防火间距；设计合理，安装和使用合格的电气设备和电气线路；定期检查电力线路和用电设备；在易燃易爆场所使用符合要求的防爆电气（器）。

1. 正确选用保护装置

（1）对正常运行条件下可能产生电热效应的设备采用隔热、散热、强迫冷却等结构，并注重耐热、防火材料的使用。

（2）按规定要求设置包括短路、过载、漏电保护设备的自动断电保护。

（3）根据使用环境和条件正确设计选择电气设备。

2. 正确安装电气设备

要合理选择安装位置，并且电气设备之间保持必要的防火距离。

3. 保持电气设备的正常运行

（1）正确使用电气设备，是保持电气设备正常运行的前提；

（2）保持电气设备的电压、电流、温升等不超过允许值；

（3）保持电气设备的绝缘良好，保持电气设备的清洁，保持良好通风。

五、临时电源安全要求

1. 当需要安装临时电源（线）时，应到主管部门办理临时电源（线）申请手续，经主管部门审核批准后方可实施。未办理相关手续，不得乱拉乱接临时电源（线）。

2. 临时电源必须采用绝缘铜线并满足配电线路以下要求：导线中的负荷电流不大于其允许载流量；线路末端电压降不大于额定电压的5%。

（1）单相线路的零线截面与相线相同；三相四线制的工作零线和保护零线截面不小于相线截面的50%；

（2）临时架空线路应满足机械强度要求；

（3）电缆干线应采用埋地或架设，沿地面敷设时，应有避免机械损伤措施；

（4）架空和沿墙敷设时的高度，室内不应低于2.5米，帐篷内应穿管沿顶篷支架敷设，室外不应低于4.5米，与道路交叉处不低于6米，与设备、水管、门窗等直线距离不得小于0.3米。

3. 配电箱、开关箱必须有防雨、防尘措施。

4. 每台设备应有各自的专用开关箱，实行"一机一闸"制，严禁用同一开关直接控制两台及两台以上的用电设备。

5. 开关箱必须装设漏电保护器。使用于潮湿和有腐蚀介质场所的漏电保护器应采用防水型。

6. 手动式开关(如闸刀式)电器只许用于直接控制照明电路和容量不大于 2 KW 的动力电路,容量大于 2 KW 的动力电路应采用自动开关或降压起动装置控制。

7. 临时电源(线)应每周检查一次并有记录,记录应包括下列内容:接地电阻、绝缘电阻和漏电保护器漏电动作参数测定记录;电工安装、巡检、维修、拆除工作记录;临时电源停用后,应及时拆除,并告知有关部门。

六、触电者的抢救

1. 迅速使触电者脱离电源

当发现有人触电时,必须立即使触电者脱离电源。因为只有使其脱离电源,才能终止电流对人体的伤害,才能对触电者实施抢救。使触电者脱离电源的方法有以下几种:

(1) 若电源开关或插头就在附近,应立即断开电源开关或拔下插头,断开电源。

(2) 若附近找不到电源开关或插头,应用带绝缘手柄的电工钳或有干燥木柄的器具(如斧头、菜刀等)切断电线,断开电源。

(3) 当电线落在触电者身上或被触电者压在身下时,可用干燥的衣服、绳索、小棍等绝缘材料作工具,挑开触电者身上的电线或拉开触电者,使其脱离电源。

2. 脱离电源后的判断

(1) 确定触电者有无知觉。对于触电者,首先确定其是否有知觉。采用呼叫姓名、摇动触电者等方法,看其是否有反应。若没有反应,则说明触电者可能没有呼吸或心脏停止跳动等情况,应进一步诊断。

(2) 确定触电者有无呼吸。用手指放在触电者的鼻孔处,感觉是否有气体流动,也可观察或用手摸其胸部或腹部,看是否有上下起伏的呼吸动作,从而判断触电者有无呼吸。若没有,则说明呼吸已经停止。

(3) 确定触电者有无心跳。触摸颈动脉的脉搏或在胸前区听心声,判断触电者有无心跳。

(4) 确定触电者的瞳孔是否放大。用大拇指和食指将触电者的眼皮翻开即可看到瞳孔。正常的瞳孔较小,而处于死亡边缘或已死亡者的瞳孔会自行放大。

根据上述简单判断的结果,对受伤害程度不同、症状表现不同的触电者,可用不同的方法进行救治。

3. 触电急救

抢救触电人员生命最有效的办法就是现场急救。当发现有人触电时,首先迅速切断电源开关,或用绝缘器具(如干木棒、干衣服、干绳子等)迅速使伤员脱离电线或带电体。如果伤员未脱离电源,则救护人员须借助绝缘的物件掩护(如隔着干衣服等),方可接触伤员的肌体,使伤员脱离电源。

伤员脱离电源以后,如果一度昏迷,但尚未失去知觉,则应使伤员在空气流通的地方静卧休息;如果呼吸暂时停止,心脏暂时停止跳动,伤员尚未真正死亡,或者虽有呼吸,但呼吸比较困难,此时,必须立即用人工呼吸法和心脏按压法进行抢救,千万不能因为要送医院而耽误抢救的最佳时机。

现场的诊断主要是判断是否有颈动脉搏动,是否有呼吸及瞳孔放大的情况。如果颈动脉摸不到搏动,呼吸停止,瞳孔放大,则心跳和呼吸停止的诊断即可成立,应立即进行现场急救。触电现场急救技术在本书项目五重点介绍,本文不再赘述。

特别强调:进行触电抢救的前提条件是作业人员必须经过合格的专业培训后方可进行施救作业。

七、电气火灾的扑救措施

发生火灾,应立即拨打 119 火警电话报警,向公安消防部门求助。扑救电气火灾时注意触电危险,为此要及时切断电源,通知电力部门派人到现场指导和监护扑救工作。

1. 断电灭火注意事项

(1)断电时应严格按照规定程序进行操作,严防带负荷拉隔离开关。

(2)操作时戴绝缘手套、穿绝缘靴,并使用相应电压等级的绝缘工具。

(3)紧急切断电源时,切断地点选择合适。如切断点选择在电源侧的支持物附近,防止导线断落后触及人身。

(4)正确选择使用灭火器(任务五有详细介绍,此处不赘述)。

(5)正确使用喷雾水枪。带电灭火必须有人监护。用喷雾水枪灭电气火灾时水枪喷嘴与带电体的距离可参考以下数据:

10 Kv 及以下者不小于 0.7 m。

35 Kv 及以下者不小于 1 m。

110 Kv 及以下者不小于 3 m。

220 Kv 不应小于 5 m。

2. 带电灭火

发生电气火灾时应首先考虑断电灭火,如断电后会严重影响灭火则带电灭火。带电灭火一般限制在 10 Kv 及以下电气设备上进行。

带电灭火的注意事项:

(1)严禁使用泡沫剂对有电的设备进行灭火。一定要用不导电的灭火剂,如:二氧化碳、四氯化碳、化学干粉灭火剂等。

(2)扑救人员及使用的灭火器材必须与带电设备保持足够的安全距离。

(3)扑救人员必须戴绝缘手套、穿绝缘靴。

3. 充油设备火灾扑救措施

(1)电气设备外部着火时,可用二氧化碳、四氯化碳、干粉灭火剂。

(2)充油电气设备内部着火时,应立即切断电源,并用喷雾水灭火。

任务实施

电气事故的调查分析

一、搜集有关资料及证明材料

调查工作开始后,首先要搜集与事故有关的各种资料和证明材料,包括物证的搜集、事故事实材料及证人材料的收集等。

1. 物证搜集

事故调查获取的第一手资料是指事故现场所留下的各种物证,如遭破坏的部件、碎片,各种残留及致富物所处的位置等。记录各种开关整定电流,时间及熔断器熔体残留部分的情况,从熔断器熔体的残留部分估计事故电流的大小,判断是过负荷,还是短路引起的。现场所收集到的各种物证均应贴上注有时间、地点、使用者及管理者等内容的标签。所有物证均应保持原样,不得冲洗或擦拭。需要对有害健康的危险物品采取安全防护措施时,也应在不损坏原始证据的条件下进行,确保各种现场物证的完整性和真实性。

2. 事故发生前的有关事实

包括:事故发生前各种设备及设施的性能、质量及运行状况,使用的材料,各种规章制度、操作规程等的建立和执行情况,个人防护措施状况等。

3. 调查事故设备的损坏部位及损坏程度,初步判断事故的起因,查阅事故发生时的有关资料

如天气、温度、运行方式、负荷电流、运行电压等。询问事故发生时现场人员的感觉(声、光、味道,震动等),同时查阅事故设备及与事故设备有关的保护设备。对于误操作事故,应调查事故当事人的口述与事故现场是否相符。

4. 有利于事故鉴别和分析的材料

包括:发生事故的时间、地点、单位,受害人和肇事者的姓名、性别、年龄、文化程度、技术水平、工龄及从事本工种的时间等,受害者及肇事者接受安全教育(如三级教育)的情况,受害者及肇事者的历史事故记录,事故当天受害者及肇事者开始工作的时间、工作内容、工作量、作业程序和动作,以及作业时的情绪和精神状态。

二、事故原因分析

要认真整理和研究调查材料。要如实反映客观情况,切忌主观臆断。在经过反复鉴别的基础上,按照规定的以下内容进行分析:在分析事故原因时,应从直接原因(指直接导致事故发生的原因)入手,即从机械、物质或环境的不安全状态和人的不安全行为入手。确定导致事故的直接原因后,逐步深入到间接原因方面(指直接原因得以产生和存在的原因,一般可以理解为管理上的原因)进行分析,找出事故的主要原因,从而掌握事故的全部原因,分清主次,进行事故责任分析。

事故间接原因主要按以下方面分析:

(1)技术上和设计上有缺陷,如工业构件、建筑物、机械设备、仪器仪表、工艺过程、操作方法、维修检验等的设计、施工和材料使用存在的问题。

(2)教育培训不够或未经培训,缺乏或不懂安全操作知识。

(3)劳动组织不合理。

(4)对现场工作缺乏检查或指导错误。

(5)没有安全操作规程或不健全。

(6)没有或不认真实施防范措施,对事故隐患整改不力。

三、事故调查报告

调查组在完成上述工作后,应就所调查的内容写出书面的事故调查报告。报告应包括:事

故经过、基本事实、原因分析、结论意见、防范措施等基本内容。

任务总结

引导学生从现实的生活经历和实际需要出发,调动学生学习安全用电的积极性,使学生树立安全用电意识,增强安全责任意识,学会分析电气事故,编写电气事故调查报告。

任务拓展

防雷基本知识

雷电是一种自然现象,雷击是一种自然灾害,它具有很大的破坏性,雷击能造成电气设备或生产设施的损坏,能造成大规模停电,能引起火灾和爆炸,伤害到人的生命。有关资料表明,全球平均每年因雷电灾害死亡人数超过 3 000 人,直接损失 80 亿元。雷电破坏具有电性质的破坏作用、热性质的破坏作用、机械性质的破坏作用。

一、雷电的特点

(1) 冲击电流大:其电流高达几万～几十万安培。

(2) 能量释放时间短:一般雷击分为三个阶段,即先导放电、主放电和余光放电。整个过程一般不会超过 60 微秒。

(3) 雷电流变化梯度大:有的可达 10 千安/微秒。

(4) 冲击电压高:强大的电流产生的交变磁场,其感应电压可高达上亿伏。

二、防雷装置

一般防雷装置是将雷电引向自身,并将雷电流泄入大地,以便保护被保护物免受雷害的一种人工装置。

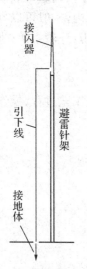

图 3-10　避雷针示意图

防雷装置包括三个部分:接闪器、引下线、接地装置。如避雷针、避雷网、避雷线等。

避雷针(如图 3-10 所示)包括三个部分:接闪器、引下线、接地装置。

接闪器:是用来直接接受雷击的金属体,一般用镀锌钢管或圆钢制成,钢管壁厚不小于 3 mm,圆钢直径不小于 16 mm,长度在 1 m～12 mm。

引下线:是接闪器和接地装置之间的连接导线,其作用是作为雷电流的通道。一般用直径 8 mm 的钢筋制作。

接地装置:是使雷电流能向大地泄放,限制避雷针对地电压不致过高的设施。接地体一般用直径 20 mm～50 mm 的钢管或 50 mm×50 mm×5 mm 的角钢制作,长度要求为 2 m～3 m。接地电阻值:一般不大于 10 欧姆。

引下线与接地体、接闪器的连接处一般是焊接或螺栓压接的方式。

思考与练习

1. 按照人体触及带电体的方式,可将电击分哪几种情况?
2. 简要分析触电事故的主要原因。
3. 电气火灾主要原因有哪些?
4. 特低电压额定值等级有哪几种?
5. 漏电保护器第一级配置位置以及配置参数是多少?
6. 保护接零的含义是什么? 保护接地的含义是什么?
7. 临时电源(施工现场)安全要求每台设备应有各自的专用开关箱,实行_____制,严禁用_____直接控制两台及两台以上的用电设备。

任务二　机械作业安全

任务导入

通过到机械加工车间生产性认识实训,能够辨识出常用机械加工作业的危险因素与危险部位,初步具有提出常用防护措施的能力。

任务分析

机械是由若干相互联系的零部件按一定规律装配起来,能够完成一定功能的装置。如物料的加工、处理、搬运或包装等。它是现代生产和生活中必不可少的装备。

机械在给人们带来高效、快捷和方便的同时,在其制造及运行、使用过程中,也会带来撞击、挤压、切割等机械伤害和触电、噪声、高温等非机械危害。因此,要确保安全正常的机械作业,必须能及时发现常用机械作业存在的安全隐患和采取的安全对策。

一、金属切削加工作业安全

（一）车削加工作业安全

从车床运动的特点可以看出,车削加工的不安全因素主要来自于两个方面:一是工件及其夹紧装置(卡盘、花盘、鸡心夹、顶尖以及夹具)的旋转;二是切削过程中飞溅的切屑。所以,应根据车削的特点,对车床有针对性的采取安全防护措施。

1. 车削加工的伤害事故及其原因

（1）操作者没有穿戴合适的防护服和护目镜,导致过分肥大的衣物卷入旋转部件中。

（2）操作者与旋转的工件或夹具,尤其是与不规则工件的凸出部分相撞击或者是在未停车的情况下,用手去清除切屑、测量工件、调整机床造成伤害事故。

（3）被抛出的崩碎切屑或带状切屑打伤、划伤或灼伤。

（4）工件、刀具没有夹紧,开动车床后,工件或刀具飞出伤人。

（5）车床局部照明不足或其灯光放置位置不利于操作者观察操作过程,而产生错误操作导致伤害事故。

（6）车床周围布局不合理,卫生条件不好,工件、半成品堆放不合理,废屑未能及时清理,妨碍生产人员的正常活动,造成滑倒致伤或工件（具）掉落伤人。

（7）工件、半成品及工、夹、量具摆放不合理,如卡盘扳手插在卡盘上未取下,工件放在床面导轨上,均能造成扳手飞落、工件掉落等伤人事故。

（8）没有定期对车床进行维护保养和检修,使一些安全装置和保险装置失灵。

2. 常见危险因素的控制措施

（1）设备可靠接地,照明采用安全电压。

（2）楔子、销子不能突出表面。

（3）用专用工具,带护目镜。

（4）尾部安防弯装置及设料架。

（5）零部件装卡牢固。

（6）及时维修安全防护、保护装置。

（7）加强检查,杜绝违章现象,穿戴好劳动防护用品。

（二）磨削加工作业安全

磨削加工与其他切削加工方式完全不同,它是依靠磨具对工件表面进行磨削加工的。

1. 磨削加工的危险和有害因素

（1）高速旋转砂轮破碎。由于砂轮本身破裂、有损伤或裂纹,砂轮选择不当,砂轮不平衡。安装不当,磨削用量选择不当,缺乏及时修整及操作不当,如磨削工件楔入磨削工件靠板与砂轮之间,将会使砂轮产生严重的应力而导致砂轮破裂。以上种种原因都可以造成砂轮破碎,使碎块崩出造成严重的伤害事故。

（2）磨削时磨屑溅入眼内。

（3）磨削时产生的金属磨屑、脱落的磨料及黏合剂等形成的微细粒状粉尘极易被人吸入而影响身体健康。

（4）在砂轮运转时,调整机床、紧固工件或测量工件,可能与高速旋转的砂轮或磨床的其他运动部件相接触而造成磨伤、碰伤。

（5）工件夹固不牢,无心磨削时,工件位置过高或电磁吸盘失灵等原因造成工件飞出。

（6）砂轮主轴直径不正确或主轴螺纹不合适,当主轴旋转时螺母松开,使砂轮松脱。

（7）磨削时产生的噪声最高可达 110 dB（A）以上,如不采取降噪措施,会影响操作者健康。

（8）工件中心架调整不适当或未备中心架。

（9）用砂轮侧面磨削工件。

（10）工件趋近砂轮太快,与砂轮碰撞而产生反弹。

（11）在高于砂轮中心线位置上磨削工件。

（12）由于振动或超速运转,导致砂轮碎裂。

(13) 安装砂轮时未使用缓冲垫。

(14) 轴承表面过度磨损。

(15) 砂轮卡盘尺寸不符,直径不等或产生间隙。

(16) 运动部件没有防护罩,或开口角度过大,工件托架与砂轮间距太大。

(17) 磨削时产生的火星、火花对操作者造成灼伤。

(18) 控制开关离操作者太远,不便于操作。

(19) 使用错误的磨具,用砂轮锯片代替砂轮盘。

(20) 衣服缠在旋转的主轴上。

2. 砂轮在使用前的检查

(1) 目测检查。所有砂轮在使用前必须进行目测检查,如有破损不准使用。

(2) 声响检查(敲击试验)。进行检查的砂轮必须干燥、无附着物,否则将影响检查结果。在进行音响检查时,要将砂轮通过中心孔悬挂(质量较小者)或放置在平整的硬地面上,用200 g～300 g 的小木槌敲击,敲击点在砂轮任一侧面上,垂直中线两旁45°,距砂轮外圆表面20 mm～50 mm 处。敲打后将砂轮旋转45°,再重复进行一次。如砂轮无裂纹则发出清脆的声音,允许使用;发出闷声或哑声音者,不准使用。

(3) 安装砂轮前必须核对砂轮主轴的转速,不准超过砂轮最高允许转速。

(4) 砂轮机的外壳必须有良好的接地保护装置。

3. 砂轮机使用注意事项

(1) 禁止侧面磨削。按规定,用圆周表面做工作面的砂轮不宜使用侧面进行磨削。砂轮的径向强度较大,而轴向强度很小,且受到不平衡的侧向力作用,操作者用力过大会造成砂轮破碎,甚至伤人。

(2) 不准正面操作。使用砂轮机磨削工件时,操作者应站在砂轮的侧面,不得在砂轮的正面进行操作,以免砂轮破碎飞出伤人。

(3) 不准共同操作。2 人共用 1 台砂轮机同时操作,是一种严重的违章操作,应严格禁止。

(三) 钻削加工作业安全

钻床指主要用钻头在工件上加工孔的机床。钻床结构简单,加工精度相对较低。加工过程中工件不动,让刀具移动,将刀具中心对正孔中心,并使刀具转动(主运动)。

1. 钻床的危险因素

钻床工作时,轴、套筒、钻头和传动装置等回转部分,如没有设置适当的防护装置,可能会卷住人的衣服和头发。工件在钻床工作台上夹装不牢、钻头没有装紧或钻头折断时,都能发生事故。

钻韧性金属时,如果没有断屑装置;或钻脆性金属时,清除铁屑没有遵守安全规程,都可能造成铁屑伤人。

2. 钻床安全防护措施

(1) 夹装钻头的套筒外不可有凸出的边缘。夹紧钻头的装置必须保证把钻头夹紧牢固,对准中心和装卸方便。

(2) 当零件经钻孔、绞孔、刮光孔底等一系列连续操作,而钻头需要时常装卸或钻不同直径的孔时,宜采用快速装卸式套筒。这种套筒在心轴回转时装卸钻头比较安全,并显著地提高了劳动生产率。

（3）操作中应防止钻头折断。

（4）用麻花钻头钻切非常厚的韧性金属时，从钻头排出的螺旋形铁屑随钻头一起回转，易使工人受到伤害。这种钻屑必须在钻切过程中使之碎断成碎片，可在钻头上做成断屑槽，使得钻屑畅通。

（5）为防止钻头及钻夹头可能卷住衣服、头发或身体的其他部位，应该安设可自动伸缩的防护罩或者可调式的防护罩。

二、冲压（剪）机械作业安全

冲压（剪）是指靠压力机和模具对板材、带材、管材和型材等施加外力，使之产生塑性变形或分离，从而获得所需形状和尺寸的工件（冲压件）的成形加工方法。板料，模具和设备是冲压加工的三要素。按冲压加工温度分为热冲压和冷冲压。

利用金属模具将钢材或坯料进行分离或变形加工的机械称为冲压机械。冲压（剪）机械设备包括剪板机、曲柄压力机和液压机等。

（一）冲压作业的危险因素

根据发生事故的原因分析，冲压作业中的危险主要有以下几个方面：

1. 设备结构具有的危险

相当一部分冲压设备采用的是刚性离合器，一旦接合运行，就一定要完成一个循环，才会停止。假如在此循环中的下冲程，手不能及时从模具中抽出，就必然会发生伤手事故。

2. 动作失控

设备在运行中还会受到经常性的强烈冲击和震动，使一些零部件变形、磨损以至碎裂，引起设备动作失控而发生危险的连冲或事故。

3. 开关失灵

设备的开关控制系统由于人为或外界因素引起的误动作。

4. 模具的危险

模具担负着使工件加工成型的主要功能，是整个系统能量的集中释放部位。由于模具设计不合理或有缺陷，可增加受伤的可能性。有缺陷的模具则可能因磨损、变形或损坏等原因，在正常运行条件下发生意外而导致事故。

冲压事故有可能发生在冲压设备的各个危险部位，但以发生在模具的下行程为绝大多数，且伤害部位主要是作业者的手部。当操作者的手处于模具行程之间时模块下落，就会造成冲手事故。这是设备缺陷和人的行为错误所造成的事故。

（二）冲压作业安全技术措施

冲压作业的安全技术措施范围很广，包括改进冲压作业方式、改革冲模结构、实现机械化自动化、设置模具和设备的防护装置等。

1. 使用手用安全工具

使用手用安全工具操作时，用专用工具将单件毛坯放入冲模内并将冲制后的零件、废料取出,实现模外作业,避免用手直接伸入上下模口之间,保证人体安全。

2. 模具作业区防护措施

模具防护的内容包括:在模具周围设置防护板(罩);通过改进模具减少危险面积,扩大安全空间;设置机械进出料装置,以此代替手工进出料方式,将操作者的双手隔离在冲模危险区之外,实行作业保护。模具安全防护装置不应增大劳动强度。

3. 冲压设备的安全装置

冲压设备的安全装置形式较多,按结构分为机械式、按钮式、光电式、感应式等。

(1)机械式防护装置。机械式防护装置结构简单、制造方便,但对作业干扰影响较大,操作人员不太喜欢使用,有局限性,现场不太采用这种防护措施。

(2)双手按钮式保护装置。是一种用电气开关控制的保护装置,如图3-11所示。启动滑块时,强制将人手限制在模外,实现隔离保护。只有操作者的双手同时按下两个按钮时,中间继电器才有电,电磁铁动作,滑块启动。凸轮中开关在下死点前处于开路状态,若中途放开任何一个开关时,电磁铁都会失电,使滑块停止运动,直到滑块到达下死点后,凸轮开关才闭合,这时放开按钮,滑块仍能自动回程。

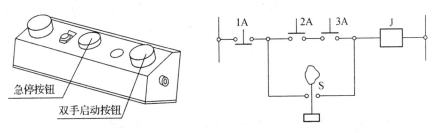

急停按钮
双手启动按钮

图3-11　双手按钮式保护装置

(3)光电式保护装置。是由一套光电开关与机械装置组合而成的,它是在冲模前设置各种发光源,形成光束并封闭操作者前侧、上下模具处的危险区。当操作者手停留或误入该区域时,使光束受阻,发出电信号,经放大后由控制线路作用使继电器动作,最后使滑块自动停止或不能下行,从而保证操作者人体安全。

光电式保护装置按光源不同,可分为红外光电保护装置和白炽光电保护装置。

(三)剪切作业安全技术措施

剪切机是机加工工业生产中应用比较广泛的一种剪切设备,它能剪切各种厚度的钢板材料。常用的剪切机分为平剪、滚剪及震动剪三种类型,其中平剪床使用最多。剪切厚度小于10 mm的剪切机多为机械传动,大于10 mm的剪切机为液压传动。一般用脚踏或按钮操纵进行单次或连续剪切金属。

操作剪切机时应注意:

(1)工作前应认真检查剪切机各部位是否正常,电气设备是否完好,润滑系统是否畅通,清除台面及周围放置的工具、量具等杂物以及边角废料。

(2)不应独自一人操作剪切机,应有2~3人协调进行送料、控制尺寸精度及取料等,并确定1个人统一指挥。

(3)应根据规定的剪板厚度,调整剪刀间隙。不准同时剪切两种不同规格、不同材质的板料,不得叠料剪切。剪切的板料要求表面平整,不准剪切无法压紧的较窄板料。

（4）剪切机的皮带、飞轮、齿轮以及轴等运动部位必须安装防护罩。

（5）剪切机操作者送料的手指离剪刀口的距离应最少保持 200 mm，并且离开压紧装置。在剪切机上安置的防护栅栏不能让操作者看不到剪切的部位。作业后产生的废料有棱角，操作者应及时清除，防止被刺伤、割伤。

任务实施

1. 准备工作

（1）车间准备：一个机加工生产实训车间。

（2）设备准备：常用的车床、钻床、磨床、砂轮机、刨床、铣床、冲床、剪板机。

（3）相关材料和工具：照相机、笔、记录本、钢卷尺等。

2. 实施步骤

（1）指导教师介绍各种实训设备的结构组成、原理和实训工作中安全注意事项；

（2）学生参与生产和观察常用机械作业的生产过程；

（3）学生分别记录出车间、设备及作业中的危险因素及危险部位，并提出安全对策；

（4）小组对每个学生提出的意见进行讨论，形成小组安全评价报告；

（5）教师对各小组安全评价结论在现场评议；

（6）每个学生提交安全评价报告。

3. 注意事项

（1）遵守企业的各项管理制度，尊重企业技术人员和指导教师；

（2）要团结协作，防止意外情况发生；

（3）爱护生产设备、保持环境的整洁和卫生。

任务总结

1. 教师在任务准备过程中可以设置安全隐患，使学生反复进行安全隐患的识别，提高学生安全隐患查找的能力；

2. 学生在生产和观察过程中一定要认真和细致，避免安全隐患出现漏查；

3. 提出安全对策可以创新，力求实用。

任务拓展

金属切削加工主要安全隐患

一、金属切削机床的常见事故

（1）设备接地不良、漏电，照明未采用安全电压，发生触电事故。

（2）旋转部位楔子、销钉凸出，未加防护罩，易绞缠人体。

（3）清除铁屑未采用专用工具，操作者未戴护目镜，发生刺割事故或崩伤事故。

（4）加上细长杆轴料时，尾部无防弯装置或托架，导致长料甩出伤人。

（5）零部件装卡不牢，飞出击伤人体。

（6）防护保险装置、防护栏、保护盖不全或维修不及时，造成绞伤、碾伤。

（7）砂轮有裂纹或装卡不合规定，发生砂轮碎片伤人事故。

（8）戴手套操作旋转机床，手套被机床的转动部分缠绕，发生绞手事故，甚至人身伤亡事故。

二、机床的主要危险部位

（1）静止的危险部分

① 切削刀具的刀刃。

② 凸出较长的机械部分。

（2）直线运动的危险部分

① 纵向运动部分。如龙门刨床的工作台、牛头刨床的滑枕、外圆磨床的往复工作台。

② 横向运动部分。如升降台铣床的工作台。

③ 单纯直线运动部分。如运动中的皮带、链条。

④ 直线运动的凸起部分。如皮带连接接头。

⑤ 运动部分和静止部分的组合。如工作台与床身。

⑥ 直线运动的刀具。如牛头刨床的刨刀、带锯床的带锯条、拉刀等。

（3）回转运动的危险部分

① 单纯回转运动部分。如轴、齿轮、车床的光杠、车削的工件。

② 回转运动的凸起部分。如凸出在卡盘外圆周上的卡爪、露在轴外圆上的键或定位螺钉的头部、凸出在轴端的打入键的头部、手轮的手柄。

③ 回转运动的轮辐。

④ 摆动的机械部分。如锥齿轮刨床的摇台。

⑤ 运动部分和静止部分的组合。如手轮的轮辐与机床床身。

⑥ 回转运动的刀具。如各种铣刀、镗刀、砂轮、圆锯片，刀具与静止的机械部分或直线运动的工件的组合，如双头磨床的砂轮与工件支架、铣刀与工件。

（4）具有组合运动的危险部分

① 直线运动与回转运动的组合。如皮带与皮带轮、链条与链轮、齿条与齿轮。

② 回转运动与回转运动的组合。如相互啮合的齿轮。

（5）飞出的物件

飞出的刀具、工件或切屑有很大的动能，对眼睛造成的伤害尤为严重。

① 飞出的刀具。如未夹紧的刀片、砂轮碎片。

③ 飞出的切屑、工件。如连续排出的或破碎而飞散的切屑、飞出或落下的工件。

三、引起危险的不安全行为

由于操作人员违反安全规程而发生的事故很多，如未戴防护帽而使长发卷入丝杠；未穿工作服使领带或过于宽松的衣袖卷入机械转动部分；戴手套作业被旋转钻头或切屑将手卷入危险部位。

思考与练习

1. 车削加工的伤害事故及其原因是什么?
2. 车削加工安全防护措施有哪些?
3. 磨削加工的危险和有害因素有哪些?
4. 砂轮装置的安全措施有哪些?
5. 钻床的危险因素和安全措施有哪些?
6. 冲压作业的危险因素和安全措施有哪些?
7. 金属切削机床的常见事故与主要危险部位有哪些?

任务三　起重安全

任务导入

通过到起重作业现场进行生产性认识实训,能够辨识出常用起重作业的危险因素与危险部位,初步具有提出常用防护措施的能力。

任务分析

起重机是指用吊钩或其他取物装置吊挂重物,在空间进行升、降与运移等循环性作业的机械。动作间歇性和作业循环性是起重机工作的特点。

为实现提重作业的安全生产,必须掌握起重机安全基本知识和安全基本技能,能及时发现常用起重机械作业存在的安全隐患和采取的安全对策。

一、起重机的基本知识

1. 起重机类型

(1) 按构造分类。起重机按构造分为桥架型起重机、缆索型起重机和臂架型起重机。

(2) 按取物装置分类。起重机按取物装置分为吊钩起重机、抓斗起重机、电磁起重机、电磁料箱起重机、抓斗料箱起重机、平炉加料起重机、电极棒起重机、桥式堆垛起重机、铸造起重机、加热炉装取料起重机、锻造起重机、脱锭起重机、均热炉夹钳起重机、挂梁起重机和集装箱起重机。

(3) 按移动方式分类。起重机按移动方式分为固定式起重机、爬升式起重机、便移式起重机、径向回转起重机和行走式起重机。

(4) 按驱动方式分类。起重机按驱动方式分为手动起重机、电动起重机和液压起重机。

2. 起重机的基本组成

起重机由驱动装置(原动机)、工作机构、取物装置、操纵控制系统和金属结构组成。如图 3-12 所示。

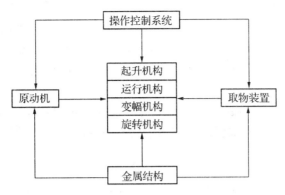

图 3-12　起重机的基本组成

二、起重机安全防护装置

安全防护装置是防止起重机伤害事故的必要措施,是起重机本质安全化的要求,对于防止起重机在作业过程中产生的各种危险具有重要的安全保障作用。

起重机上的安全防护装置主要包括:限制运动行程和工作位置的装置、防起重机超载的装置、防起重机倾翻和滑移的装置、连锁保护装置等。

1. 限制运动行程与工作位置的安全装置

(1)起升高度限位器。起升高度限位器将行程开关与凸凹式拉条结构相组合,结构简单,动作灵敏,可有效抑制重大人身伤亡事故的发生,确保起重作业现场的安全生产。

(2)运行行程限位器。运行行程限位器是一种防止起重机(大车和小车)发生撞车或限制在一定范围内行驶的保险装置。若不设置行程限位器,遇到操作疏忽或失误,车体的运行动能将通过轨道端止挡和缓冲器的碰撞,损伤起重机或轨道所装的支承系统(如厂房等),并有可能造成设备和人身事故。

(3)幅度限位器。按起重机变幅形式的不同可分为:小车变幅起重机的幅度限位器和动臂变幅起重机的幅度限位器。

(4)幅度指示器。具有变幅机构的起重机,应装设幅度指示器(或臂架仰角指示器),以便司机能及时掌握幅度变化情况并防止臂架等仰翻造成重大破坏事故。

(5)防止臂架向后倾翻的装置。具有臂架俯仰变幅机构(液压油缸变幅除外)的起重机,应装设防止臂架后倾装置(如一个带缓冲的机械式的止挡杆),以保证当变幅机构的行程开关失灵时,能阻止臂架向后倾翻。

(6)回转限位。回转起重机需要限制回转范围时,回转机构应装设回转角度限位器。常见的限位方式有机械限位(及用挡块强行限制)、编码器、传感器、行程开关等。

(7)回转锁定装置。回转锁定装置用于锁定与回转支承内圈有相对运动的起重机转台。其一般包括焊接在转台底板上的挡块和与摇臂连接的锁止块组成,挡块可以阻止锁止块在水平方向转动,通过软轴控制摇臂,最终控制锁止块竖直运动与回转支承内圈啮合,实现转台的锁定。

(8)防碰撞装置。当两台或两台以上的起重机或起重小车运行在同一轨道上时,应装设防碰撞装置。在发生碰撞的任何情况下,司机室内的减速度不应超过 $5\ \mathrm{m/s^2}$。现有防碰撞装置主要有光线和超声波两种形式,它们一般由发射器、接收器、控制器和反射板组成。

（9）缓冲器及终端止挡器。缓冲器是缓和冲击的装置。其作用是减缓起重机及其运动部分（如小车、臂架等）运动到终点止挡时或两台起重机相互碰撞时的冲击。

根据产生缓冲力的变形体的不同，缓冲器有木材缓冲器、橡胶缓冲器、聚氨酯泡沫塑料缓冲器、弹簧缓冲器、弹簧摩擦缓冲器、液压缓冲器等。其中弹簧缓冲器由于构造和维修简单，应用最广。

在轨道上运行的起重机的运行机构、起重小车的运行机构及起重机的变幅机构等均应装设缓冲器或缓冲装置。轨道端部止挡装置应牢固可靠，防止起重机脱轨。

（10）指示器。指示器是指向起重机司机发送听觉和视觉信号，以便将起重机控制在其合适的工作参数范围内的装置。

起重机上的指示器主要有工作参数指示器、额定起重量指示器、功能指示器（包括偏斜指示器、坡度指示器、卷筒旋转指示器和松绳指示器）和位置指示器（包括幅度指示器和臂架角度指示器）。

2. 防超载的安全装置

超载作业是造成起重机事故的主要原因之一，轻者损坏起重机构件和零部件，重者造成断梁、倒塌、折臂、整机倾覆等重大事故。

（1）起重量限制器。起重量限制器是自动防止起重机起吊超过规定的额定起重量的限制装置，也称为超载限制器。起重量限制器由载荷传感器和控制装置组成。

（2）起重力矩限制器。起重力矩限制器是用于臂架类型起重机的超载保护装置。

3. 抗风防滑和防倾翻装置

对于在轨道上露天工作的起重机，其锚定装置、止轮器或夹轨器应能各自独立承受非工作状态下的最大风力，而不致被吹动。国内外由于未装抗风防滑装置或装置失灵，使起重机被大风吹走，以致在轨道尽头受阻翻倒的严重事故时有发生。

抗风防滑和防倾翻装置主要有将起重机与基础连接起来的锚定装置、利用起重机质量在轨道上产生摩擦力使起重机止动的止轮器、夹住轨道上的夹轨器以及防倾翻安全钩等组成。

4. 其他安全防护装置

（1）风速仪及风速报警器。风速仪及风速报警器安装在露天工作的起重机上，当风力大于安全工作的极限风级时能发出报警信号和显示风级。

对于室外作业的高大起重机应安装风速仪，风速仪应安置在起重机上部迎风处，并有能显示瞬时风速的风速报警器，且当风力大于工作状态的计算风速设定值时，应能发出报警信号。

（2）轨道清扫器。轨道清扫器用来扫除起重机行进方向轨道上的障碍物。当物料有可能积存在轨道上成为运行的障碍时，在轨道上行驶的起重机和起重小车，在台车架（或端梁）下面和小车架下面应装设轨道清扫器，其扫轨板底面与轨道顶面之间的间隙一般为 5 mm～10 mm。

（3）导电滑触线的安全防护。为防止人员意外接触带电滑触线而设置的防护板等。

① 桥式起重机司机室位于大车滑触线一侧，在有触电危险的区段，通向起重机的梯子和走台与滑触线间应设置防护板进行隔离。

② 桥式起重机大车滑触线侧应设置防护装置，以防止小车在端部极限位置时因吊具或钢丝绳摇摆与滑触线意外接触。

③ 多层布置桥式起重机时，下层起重机应采用电缆或安全滑触线供电。

④ 其他使用滑触线的起重机，对易发生触电的部位应设防护装置。

三、起重作业中的危险要素

起重作业中的危险要素主要有：

设备的不安全因素：起重机在运行中对人体造成挤压或撞击；起重机吊钩超载断裂，重物坠落造成物体打击，重物从空中落地又反弹伤人；钢丝绳或麻绳断裂造成吊物下落；使用应报废的钢丝绳；使用的吊具吊运超过额定起重量的吊物等造成重物下落；钢丝绳从滑轮轮槽中跳出；制动器出现裂纹、摩擦垫片磨损过多；起重机车轮从轨道上脱轨；吊运中突然停电；吊具或钢丝绳与导电滑线意外接触；遥控器发生故障，致使运行中的起重机发生危险；电气设备漏电、保护装置失效、裸导线未加屏蔽等造成触电；使用的钢丝绳超过安全系数等。

人的不安全状态：吊运时无人指挥、作业区内有人逗留、运行中的起重机的吊具及重物撞击行人；起重工未戴安全帽；作业现场光线不良，造成视野不清；司机与指挥人员联络不畅，或误解吊运信号；起重机操作工或工人不懂得遥控器的使用，极有可能因为误操作而发生事故；机械传动部分未加防护，造成机械伤害，违章在卷扬机钢丝绳上面通过，运动中的钢丝绳将人挤伤或绊倒；违章载人；吊挂方式不正确，造成吊物从吊钩中脱出等。

四、起重作业常见事故类型

起重事故是指在进行各种起重作业（包括吊运、安装、检修、试验）中发生的重物（包括具）坠落、夹挤、物体打击、起重机倾翻、触电等事故。起重作业伤害事故类型主要有重物坠落事故、起重机失稳倾翻事故、挤压事故、高处跌落事故、触电事故等。

1. 重物坠落

吊具或吊装容器损坏、物件捆绑不牢、挂钩不当、电磁吸盘突然失电、起升机构的零件故障（特别是制动器失灵、钢丝绳断裂）等都会引发重物坠落。

处于高处位置的物体具有势能，当坠落时，势能迅速转化为动能。吊载意外坠落，或起重机的金属结构件破坏、坠落，都可能造成严重后果。

2. 起重机失稳倾翻

起重机失稳有两种类型：一是由于操作不当（如超载、臂架变幅或旋转过快等）、支腿未找平或地基沉陷等原因使倾翻力矩增大，导致起重机倾翻；二是由于坡度或风载荷作用，使起重机沿路面或轨道滑动，导致脱轨翻倒。

3. 挤压

起重机轨道两侧缺乏良好的安全通道或与建筑结构之间缺少足够的安全距离，使运行或回转的金属结构机体对人员造成夹挤伤害；运行机构的操作失误或制动器失灵引起溜车，造成碾压伤害事故。

挤压多发生在吊具、吊载与地面物体之间挤伤；吊载旋转、反倒砸伤；吊载撞击地面物体反倒砸伤；被机体挤伤或与机体接触撞伤等。

常见的挤伤事故是桥式起重机运行中，将检修人员挤伤在端梁与土建结构之间；自行式起重机旋转，将作业人员挤伤在起重机平衡重与障碍物之间等。

事故发生的主要原因有：无联系或联系不周，无指挥或指挥不当，危险行为或处于危险区，起落吊不稳、放吊不平，歪拉斜吊，挂吊偏重，操作不熟练，大、小车提升同时操作等。

4. 高处坠落

人员在离地面大于 2 m 的高度进行起重机的安装、拆卸、检查、维修或操作等作业时,从高处跌落造成的伤害。

高处坠落多发生在从机体上坠落、被吊物碰落、与输送工具一起坠落等,多为从事高空作业的载人吊绳脱绳、断绳等,人与箱体同时坠落而伤人。

其原因为设备有缺陷、检修人员精神不集中、确认不够等导致坠落伤亡。

5. 触电

起重机在输电线附近作业时,其任何组成部分或吊物与高压带电体距离过近,感应带电或触碰带电物体,都可以引发触电伤害。

6. 其他伤害

人体与起重机运动零部件接触引起的绞、碾、戳等伤害;液压起重机的液压元件破坏造成高压液体的喷射伤害;飞出物件的打击伤害;装卸高温液体金属、易燃易爆、有毒、腐蚀等危险品;由于坠落或包装捆绑不牢破损引起的伤害等。

五、起重事故防范与要求

起重机的不安全状态和操作人员的不安全行为是起重机发生事故的直接原因,但环境和管理因素也构成了事故发生的间接条件。事故的发生往往是多种因素综合作用的结果,只有加强对相关人员、起重机、环境及安全管理整个系统的综合管理,才能从根本上防范起重伤害事故的发生。

(1)加强对起重机生产环节的质量管理。确保起重机产品严格按照国家相关标准的要求进行生产,提高其本质安全化水平。

(2)选购起重机应选择有资质生产厂家生产的合格产品,起重机产品技术资料应齐全。维修、改造起重机均应委托有相应资质的厂家或单位进行。

(3)生产和使用单位应严格履行国家、地方及行业对于起重机特种设备监督检验等相关管理及技术要求。未经检验合格的起重机严禁使用。

(4)使用单位应建立完善的起重机安全技术档案。

(5)加强对起重机及相关操作人员的日常管理和检查、安全教育和安全培训,确保起重机安全防护装置齐全、可靠,坚决杜绝违章指挥、违章操作以及起重机及其附件带病工作。特种作业人员应持证上岗;操作人员应严格按照操作规程作业,任何情况下严禁超载作业。

(6)相关人员应配备完善的劳动防护用品,且应正确使用。高处作业人员佩戴好安全带和防滑鞋等。

(7)建立完善的起重机安全管理制度、责任制、操作规程,建立科学、合理、针对性强的起重伤害事故应急救援预案,并按照相关要求定期演练。

任务实施

1. 准备工作

(1)起重作业现场:由多台起重机组成的作业现场。

(2)设备准备:桥架型起重机、缆索型起重机和臂架型起重机。

（3）相关材料和工具：照相机、笔、记录本、钢卷尺等。

2. 实施步骤

（1）指导教师介绍各种实训设备的结构组成、原理和实训工作中安全注意事项；

（2）学生参与生产和观察起重作业的生产过程；

（3）学生分别记录起重作业现场、起重设备及作业中的危险因素及危险部位，并提出安全对策；

（4）小组对每个学生提出的意见进行讨论，形成小组安全评价报告；

（5）教师对各小组安全评价结论在现场评议；

（6）每个学生提交安全评价报告。

3. 注意事项

（1）遵守企业的各项管理制度，尊重企业技术人员和指导教师；

（2）要团结协作，防止意外情况发生；

（3）爱护生产设备、保持环境的整洁和卫生。

任务总结

1. 教师在任务准备过程中可以设置安全隐患，使学生反复进行安全隐患的识别，提高学生安全隐患查找的能力；

2. 学生在生产和观察过程中，一定要认真和细致，避免安全隐患出现漏查；

3. 提出安全对策，可以创新，力求实用。

任务拓展

起重机主要零部件安全使用

一、钢丝绳报废标准

1. 钢丝绳的断丝数达到报废标准

钢丝绳的各种损坏一般都要表现在断丝上，断丝的数目往往是判断钢丝绳是否报废的重要依据。断丝的原因有拉断、扭转、疲劳、磨损和锈蚀等。在检查断丝数时，还应综合考虑断丝的部位、局部聚集程度和断丝的增长趋势，以及该钢丝绳是否用于危险品作业等因素。

（1）钢丝绳在任何一段节距（指每股钢丝绳缠绕一周的轴向距离）内的断丝数达到规定报废数值，应报废。

（2）如果钢丝绳锈蚀或磨损到规定范围时，应报废。

（3）绳端部及其附近出现断丝，如果绳长允许，即使数量少，也应将断丝部位切去重新安装，否则应报废。

（4）断丝的局部聚集程度高，例如，聚集在小于一个节距的绳长内，或集中在任一绳股里，即使断丝数比报废标准规定的数量低，也应予以报废。

（5）断丝出现增长趋势，应给予充分注意，加强检查并记录断丝增长情况，辨明规律，确定报废日期。

（6）当钢丝绳某一绳股整股断裂，则不管由于什么原因、发生在什么部位，都应立即报废。

（7）吊运炽热金属或危险品的钢丝绳，在考虑磨损或锈蚀所进行的折减后，应按一般起重机钢丝绳报废断丝数的一半（50％）作为报废的依据。

2. 钢丝绳磨损和腐蚀的报废

钢丝与滑轮和卷筒的绳槽接触摩擦，会引起外层股的钢丝表面磨损成平面状。绳股和钢丝之间的摩擦会引起内部磨损。由于环境及维护等原因引起钢丝表面粗糙锈蚀、沾染灰尘和砂粒以及润滑缺陷，会使磨损和锈蚀加剧，导致钢丝绳的断面面积减小、强度降低。当有以下情况时，钢丝绳应该报废。

（1）当外层钢丝磨损达 40％，应予报废。

（2）磨损引起钢丝绳相对于公称直径减小达 7％，即使未发现断丝，也应立即报废。

（3）钢丝绳出现可用肉眼观察到的外部钢丝的腐蚀，当表面出现腐蚀深坑，钢丝相当松弛，应立即报废。

（4）存在任何内部腐蚀的迹象，经过对钢丝绳内部检验，确认有严重的内部腐蚀，应立即报废。

3. 钢丝绳变形报废

钢丝绳出现下列变形必须报废：① 波浪形；② 笼状畸变；③ 绳股挤出；④ 钢丝挤出；⑤ 绳径局部增大；⑥ 绳径局部减小；⑦ 扭结；⑧ 弯折。

二、吊钩报废标准

吊钩出现下列情况之一时应予报废：（1）裂纹；（2）危险断面磨损达原尺寸的 10％；（3）开口度比原尺寸增加 15％；（4）钩身扭转变形超过 10 度；（5）危险断面或吊钩颈部产生塑性变形。

三、卷筒的安全使用

① 钢丝绳在卷筒上应能按顺序整齐排列。

② 多层缠绕的卷筒，应有防止钢丝绳从卷筒端部滑落的凸缘。当钢丝绳全部缠绕在卷筒后，凸缘应超出最外面层钢丝绳，超出的高度不应小于钢丝绳直径的 1.5 倍（对塔式起重机是钢丝绳直径的两倍）。

③ 卷筒上钢丝绳尾端的固定装置，应安全可靠并有防松或自紧的性能。为减少钢丝绳对固定装置的作用力，在固定装置之前必须在卷筒上留有 2～3 圈的安全圈。如果钢丝绳尾端用压板固定，固定强度不应低于钢丝绳最小破断拉力的 80％，且至少应有两个相互分开的压板夹紧，并用螺栓将压板可靠固定。

④ 焊接卷筒体的环向对接焊缝和纵向对接焊缝经外观检查合格后应做无损检测。

⑤ 卷筒应做定期检查。

⑥ 卷筒出现下述情况之一时，应报废：影响性能的表面缺陷（如裂纹等）；筒壁磨损达原壁厚的 20％；绳槽磨损量大于钢丝绳直径 1/4 且不能修复。

四、滑轮及滑轮组的安全使用：

① 缠绕钢丝绳的滑轮应加强润滑和定期检查。

② 所有滑轮槽底半径应与钢丝绳公称直径相匹配。

③ 滑轮应有防止钢丝绳脱出绳槽的装置或结构。在滑轮罩的侧板和圆弧顶板等处与滑轮本体的间隙不宜超过钢丝绳公称直径的 20%。

④ 人手可触及的滑轮组，应设置滑轮罩壳。对可能摔落到地面的滑轮组，其滑轮罩壳应有足够的强度和刚度。

⑤ 滑轮出现下述情况之一时，应报废：影响性能的表面缺陷（如裂纹等）；轮槽不均匀磨损达 3 mm；轮槽壁厚磨损达原壁厚的 20%；因磨损使轮槽底部直径减少量达钢丝绳直径的 50%。

五、制动器报废标准

制动器的零件出现下述情况之一时，其零件应更换或制动器报废：

(1) 驱动装置。磁铁线圈或电动机绕组烧损；推动器推力达不到松闸要求或无推力。

(2) 制动弹簧。弹簧出现塑性变形且变形量达到了弹簧工作变形量的 10% 以上；弹簧表面出现 20% 以上的锈蚀或有裂纹等缺陷的明显损伤。

(3) 传动构件。构件出现影响性能的严重变形；主要摆动铰点出现严重磨损，并且磨损导致制动器驱动行程损失达原驱动行程 20% 以上时。

(4) 制动衬垫。铆接或组装式制动衬垫的磨损量达到衬垫原始厚度的 50%；带钢背的卡装式制动衬垫的磨损量达到衬垫原始厚度的 2/3；制动衬垫表面出现炭化或剥脱面积达到衬垫面积的 30%；制动衬垫表面出现裂纹或严重的龟裂现象。

(5) 制动轮。影响性能的表面裂纹等缺陷；起升、变幅机构的制动轮，制动面厚度磨损达原厚度的 50%；其他机构的制动轮，制动面厚度磨损达原厚度的 50%；轮面凹凸不平度达 1.5 mm，且修理后制动面厚度不符合要求。

思考与练习

1. 起重机按构造如何分类？

2. 起重机安全防护装置有哪些？

3. 起重作业中的危险要素有哪些？

4. 起重作业常见事故类型有哪些？

5. 起重事故防范与要求是什么？

6. 吊钩出现哪些情况时应报废？

7. 判定钢丝绳损坏报废的项目有哪些？

任务四　电梯安全

任务导入

通过到电梯使用现场和实训车间进行操作、维护认识实训,能够辨识电梯运行、维护中的危险因素与危险部位,初步具有提出常用防护措施的能力。

任务分析

电梯是指动力驱动,利用沿刚性导轨运行的箱体或者沿固定线路运行的梯级(踏步),进行升降或者平行运送人、货物的机电设备,包括载人(货)电梯、自动扶梯、自动人行道等。

电梯不仅是生产运输的主要设备,更是人们生活和工作中必备的交通工具。但在使用过程中,也会带来人身伤害事故、设备损坏事故。因此,要确保电梯的安全运行,必须具备电梯安全的基本知识和安全基本技能,能及时发现电梯运行、维护中存在的安全隐患和采取的安全对策。

一、电梯的基本知识

1. 电梯的分类

电梯按用途可分为乘客电梯、载货电梯、住宅电梯、病床电梯、杂物电梯、观光电梯、船舶电梯,除上述常用电梯外,还有些特殊用途的电梯,如防爆电梯、矿井电梯、消防员专用电梯等。

2. 电梯的基本构造

电梯是机电一体化产品。尽管电梯的品种繁多,但目前使用的电梯绝大多数为电力拖动、钢丝绳曳引式结构。如图 3-13 所示是电梯的机械结构示意图。

从空间上来看,电梯由 4 个部分组成:依附建筑物的机房;井道;运载乘客或货物的空间——轿厢;乘客或货物出入轿厢的地点——层站,即机房、井道、轿厢和层站。

按电梯各个部分性能和作用的不同,一般情况下将电梯分为八大系统。即曳引系统、导向系统、轿厢、电梯门系统、对重平衡系统、电力拖动系统、电气控制系统、安全保护系统。

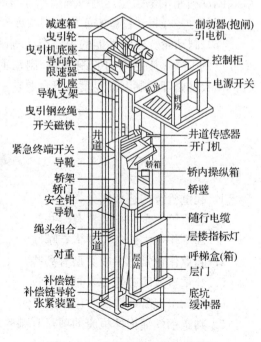

图 3-13　电梯的机械结构示意图

二、电梯事故类型及原因

1. 电梯事故类型

电梯事故有人身伤害事故、设备损坏事故和复合性事故三种类型。

（1）人身伤害事故。人身伤害事故主要有以下几种：

① 高处坠落。如果层门未关闭或从外面将层门打开，轿厢又不在此层，可能造成受害人失足坠入井道；检修人员在轿顶站立不稳造成坠落；在电梯故障时，人员从轿厢或轿顶向邻近的楼层转移而造成失足坠落等。

② 剪切挤压。电梯运行过程中，人员跌进轿厢或井道墙壁之间导致挤压伤害；当乘客踏入或踏出轿门的瞬间，轿厢突然启动，受害人在轿门与层门之间的上下门槛处被剪切；从层门向井道探身时，被驶来的轿厢剪切伤害；轿厢向上运动冲顶，对正在轿顶的人员造成挤压伤害；在轿顶的人员身体探出运动的轿厢垂直界面外，与导轨装置或对重撞击剪切造成伤害。

③ 撞击。常发生在轿厢超速运行，或悬挂装置破坏，导致轿厢冲顶或蹲底时，受害者的身体撞击到建筑物或电梯部件上。

④ 触电。受害人的身体接触到控制柜的带电部分，或在施工操作中，人接触到设备的带电部分或漏电设备的金属外壳。在轿顶、轿厢、底坑、机房等与电气部件相关的位置处容易发生触电事故。

⑤ 其他伤害。如一般的机械伤害，或在火灾事故中，受害人被烧伤等。

（2）设备损坏事故。电梯设备损害事故主要有以下几种：

① 机械磨损。常见的有曳引钢丝绳将曳引轮绳槽磨大或钢丝绳断丝，有齿曳引机涡轮蜗杆磨损过大等。

② 绝缘损坏。电气线路或设备的绝缘损坏或短路，烧坏电路控制板；电动机过负荷其绕组被烧毁。

③ 火灾。使用明火时操作不慎引燃物品，或电气线路绝缘损坏造成短路引起火灾。

④ 浸水、锈蚀。井道或底坑进水造成电气设备浸水或受潮甚至损坏，机械设备锈蚀。

（3）复合性事故。复合性事故是指事故中既有人身伤害，同时又有设备的损坏。

2. 电梯事故原因分析

电梯设备在设计、制造时，已经从多方面考虑到了乘客生命安全的问题。国家制定有安全管理规范和技术标准，但每年仍有不少的电梯事故发生。造成事故发生的原因主要有以下几个方面。

（1）日常管理不到位。电梯使用单位在管理、使用、维护上的各项规章制度不健全，或者有制度不落实、不执行。各项制度变成一纸空文，形同虚设。管理人员不到位或者没有专职管理人员，在日常管理上没有明确的责任划分，造成管理失控。

（2）安装和维修施工隐患。电梯的整机质量是由制造、安装、保养、使用等多个环节共同决定的。其中，安装质量占到了综合质量的 50% 以上。虽然电梯设备有一套完善的安全装置来确保电梯运行中设备和人身安全，如果在安装或维修工程中质量不合格留下事故隐患，这时投入运行，就可能发生设备或人身事故。

（3）维护保养不到位。电梯没有按照规定进行定期的维护和保养，甚至有的"带病"运行。日常维修保养不按规章制度办，对已发现的小毛病不及时处理，造成失保失修，导致事故发生。

（4）违章作业和指挥。若维修人员、电梯司机缺乏电梯安全技术知识或不遵守安全操作规程，电梯管理人员不注意对电梯运行人员的定期安全教育和安全技术培训，均可能造成电梯设备和人身事故的发生。

电梯司机、维护人员素质差，有的无证上岗，有的违章作业，这是造成事故发生的主要原因。根据电梯事故统计，因违章作业或违章指挥造成的事故占事故总数的80%以上。

（5）设备自身设计缺陷。因为设备自身设计或制造时的缺陷，导致电梯发生事故。此类事故非常少见，有些是由于零部件失效造成的。由于电梯是通过国家生产许可证制度下强制认证制造的产品，其安全性能、技术指标都经过国家专业主管部门的鉴定，取得相关证件后才能出厂。同时国家还不定期进行安全规范和技术标准的修订，以保证在用电梯的安全性能。

（6）乘客的不安全行为。一些乘客对电梯的不文明行为，对电梯造成损害。例如，踢门、打门、扒门；随意按紧急呼叫按钮，破坏电梯设施；乱配电梯层门开锁钥匙等。另外，当电梯出现故障，被困人员惊慌失措，自作主张扒门等，这都是很危险的。

三、预防电梯事故发生的安全措施

1. 明确管理责任、落实各项制度

管理部门应重视和加强电梯在运行、维修、保养及安全检验上的管理，要建立健全电梯日常维修保养、运行、周期性检修制度，明确各自的岗位责任制，健全各项作业的安全操作规程，并建立监督保证体系，切实保证各种规章制度的落实。

2. 定期进行维护保养

定期检查电梯维修保养、运行情况，排除安全隐患，检查各种工器具及劳保用具安全性，检查贯彻各种规章制度的情况，对电梯安全技术管理情况进行检查。

3. 定期进行安全检验

定期对电梯进行安全检验，并对其提出的问题立即采取整改措施。

4. 加强作业人员管理

建立健全相关人员的岗位责任制，定期培训电梯管理人员、电梯司机及维修人员，提高其安全操作技能和技术水平，并对参加作业的人员定期复训及考核。

5. 长期停运后的检查

电梯停用时间达一年以上，再次投入运行前必须进行全面检查，报请监督检验机构检验合格后，方可投入运行。

四、电梯安全操作规程

电梯安全操作规程包括电梯行驶前的安全检查、电梯安全操作和紧急情况下的安全措施3个方面。

（1）电梯行驶前的安全检查。电梯能否安全合理地使用，与电梯司机的安全意识、工作责任心、掌握的电梯知识、驾驶电梯的技能及处理紧急情况的经验和能力有关。电梯司机除了做好轿厢内部和层站部位的清洁卫生外，还应认真对电梯进行驾驶前的安全检查，检查的主要项目有：

① 对多班制运行的岗位，接班人员要仔细了解上一班电梯的运行状况，做到心中有数。

② 在开启厅门进入轿厢前，必须先确认轿厢实际停层位置。

③ 对电梯做上、下试运行,观察电梯从启动到平层销号及开关门是否正常,有无异常响声和晃动,信号指示是否完好正确,急停按钮是否可靠。

④ 检查确认轿厢内电话是否畅通,警铃是否好用。

⑤ 检查门地坎滑槽内有无垃圾,轿厢和门是否清洁。

⑥ 检查轿厢内照明和电风扇是否完好,开关是否好用。

⑦ 在试运行中注意轿厢运行时有无碰撞声和异常响声。对检查中发现的问题,应通知维修人员尽快处理,正常后方可投入运行。

对无司机电梯、每班应由电梯管理人员跟梯检查 1~2 次,及时处理异常现象。防止电梯带故障运行。连续停用 7 天以上的电梯,启用前应认真检查,无问题后方可使用。

(2) 行驶中的安全操作。一般要求:① 电梯司机在值班期间,应坚守岗位。确需离开轿厢时,应使轿厢开至基站,断开轿厢内电源开关,关闭厅门。单班制运行的岗位,每次下班时,也应按此要求进行停梯。② 控制电梯不能超载行驶。载货电梯的轿厢内负载应分布均匀,防止轿厢倾斜行驶。③ 引导乘客正确乘梯,不准在轿厢内吸烟、打闹或高声喧哗,不准紧靠轿门或以身体和行李挡住轿门、厅门。④ 乘客电梯不允许装运易燃、易爆危险品或腐蚀、挥发性物品。载货电梯运输此类物品时,应事先采取相应的安全防护措施。⑤ 不准打开轿厢顶部安全窗或轿厢安全门运送超长物件。轿顶上面严禁堆放除电梯固定装置外的任何物品。⑥ 禁止在电梯轿门开启情况下,用检修速度做正常行驶。⑦ 不允许在轿厢无照明情况下行驶。⑧ 当轿厢异常停车时,司机应劝阻乘客不可扒门而出。⑨ 电梯行驶时严禁对电梯进行清洁、维修。在清洗轿厢顶部照明隔光板(栅)时,禁止将其放在厅门、轿门之间的通道地面。在未断电情况下,禁止在轿厢内做任何维护保养工作。

(3) 紧急情况下的安全措施。① 电梯在运行时出现失控、超速和异常响声或冲击等,应立即按急停按钮和警铃按钮。司机应保持镇静,维持轿内乘客秩序,劝阻乘客不要乱扒轿门,等待维修人员前来解救疏散。② 电梯运行中突然停车,应先切断轿厢内控制电源,并通知维管人员用盘车的办法将轿厢就近停车,打开轿门、厅门,安全疏散乘客。③ 当轿厢内安全钳动作而被夹持在导轨上无法用盘车的方式移动时,应由维修人员先找出原因,排除故障后再启动运行,将乘客从就近层站救出。尽量不通过安全窗疏散,疏散时,应先切断轿内控制电源,并注意救助过程中的安全,完成救助工作后,维修人员应对导轨的夹持面进行检查、修复。④ 当发生火灾时,应立即停止电梯的运行。司机或乘客应保持冷静,并尽快疏导乘客从安全通道撤离。除具有消防功能的电梯进入消防运行状态外,其余电梯应立即返至首层或停在远离火灾的楼层,并切除电源,关闭厅门、轿门,停止使用。若轿厢内电气设备出现火情,应立即切断轿内电源,用二氧化碳、干粉或 1211 灭火器进行灭火。⑤ 当电梯在运行中发生地震时,应立即就近停梯,将轿厢内乘客迅速撤离,关闭厅、轿门,停止使用。地震过后应对电梯进行全面细致的检查,对造成的损坏进行修复后,还要反复做试运行检查,必要时还应由政府主管部门进行安全技术检验,确认一切正常后,方可投入使用。⑥ 当电梯某部位进水后,应立即停梯,切断总电源开关,防止短路和触电事故的发生。然后采取相应的除湿烘干措施,在确认一切正常后,再投入运行。

任务实施

1. 准备工作

(1) 选一处电梯操作运行现场。

（2）设备准备：各种类型电梯。

（3）准备好相关材料和工具：照相机、笔、记录本等。

2. 实施步骤

（1）指导教师介绍各种类型电梯的结构组成、原理和实训工作中安全注意事项；

（2）学生参与操作运行、维护和观察电梯的工作过程；

（3）学生分别记录出电梯操作运行、维护中的危险因素及危险部位，并提出安全对策；

（4）小组对每个学生提出的意见进行讨论，形成小组安全评价报告；

（5）教师对各小组安全评价结论在现场评议；

（6）每个学生提交安全评价报告。

3. 注意事项

（1）遵守企业的各项管理制度，尊重企业技术人员和指导教师；

（2）要团结协作，防止意外情况发生；

（3）爱护生产设备、保持环境的整洁和卫生。

任务总结

1. 教师在任务准备过程中可以设置安全隐患，使学生反复进行安全隐患的识别，提高学生安全隐患查找的能力；

2. 学生在生产和观察过程中一定要认真和细致，避免安全隐患出现漏查；

3. 提出安全对策可以创新，力求实用。

任务拓展

电梯安全保护装置

为了确保电梯运行中的安全，电梯设置了多种机械、电气安全装置。

1. 超速保护装置：限速器、安全钳；

2. 超越行程的保护装置：强迫减速开关、终端限位开关，其中，终端极限开关分别达到强迫减速、切断方向控制电路、切断动力输出（电源）的三级保护；

3. 顶（蹲底）保护装置：缓冲器；

4. 门安全保护装置：层门门锁与轿门电气联锁及门防夹人的装置；

5. 轿厢超载保护装置及各种装置的状态检测保护装置：限速器断绳开关、钢带断带开关等，确保功能完好下电梯工作；

6. 电气安全保护系统：供电系统保护，电动机过载、过流等装置及报警装置等。

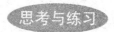

思考与练习

1. 电梯是如何进行分类的？

2. 电梯安全监察的内容有哪些?

3. 电梯常见的事故有哪些?

4. 如何进行电梯事故预防?

任务五　防火防爆

任务导入

2010 年 11 月 15 日,上海余姚路胶州路一栋高层公寓起火(如图 3-14 所示)。公寓内住着不少退休教师。起火点位于 10～12 层之间,整栋楼很快被火包围,楼内有不少居民没有能够及时撤离。大火导致 58 人遇难,70 余人不同程度的受伤,事故造成约 5 亿人民币的直接损失。

从上述案例,我们可以看出:火灾爆炸事故一旦发生,将会给企业带来一定的破坏,甚至造成人员伤亡、设备损坏、建筑物被毁,严重时还将造成停产。因此,它不仅要求从事具有火灾、爆炸危险工作的职工做好防火、防爆工作,而且要求每一位职工都应做好这项工作。

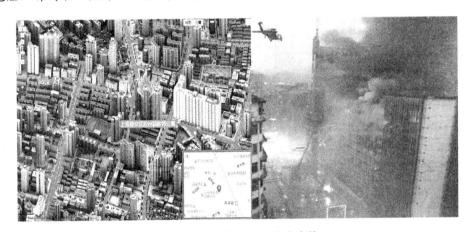

图 3-14　上海 11.15 火灾事故

任务分析

一、燃烧

1. 燃烧的定义

燃烧是可燃物质(气体、液体或固体)与助燃物(氧或氧化剂)发生的伴有放热和发光的一种激烈的化学反应。它具有发光、发热、生成新物质三个特征。最常见、最普通的燃烧现象是可燃物在空气或氧气中燃烧。

2. 燃烧的条件

燃烧必须同时具备下述三个条件:可燃性物质(可燃物)、助燃性物质(助燃物)、点火源。

每一个条件要有一定的量,相互作用,燃烧方可产生。

(1)可燃物。凡是能与空气中的氧或其他氧化剂起燃烧化学反应的物质称为可燃物,否则称为不可燃物。可燃物按其物理状态分为气体可燃物、液体可燃物和固体可燃物三种类别。可燃烧物质大多是含碳和氢的化合物,某些金属如镁、铝、钙等在某些条件下也可以燃烧,还有许多物质如肼、臭氧等在高温下可以通过自己的分解而放出光和热。

(2)助燃物。助燃物是指帮助可燃物燃烧的物质,确切地说是指能与可燃物质发生燃烧反应的物质。通常燃烧过程中的助燃物主要是氧,它包括游离的氧或化合物中的氧。空气中含有大约21%的氧,可燃物在空气中的燃烧是以游离的氧作为氧化剂,这种燃烧是最普遍的。此外,某些物质也可作为燃烧反应的助燃物,如氯、氟、氯酸钾等。也有少数可燃物,如低氮硝化纤维、硝酸纤维的赛璐珞等含氧物质,一旦受热后,能自动释放出氧,不需要外部助燃物就可发生燃烧。

(3)点火源。点火源又称着火源,是指具有一定能量,能够引起燃烧的热能源。生产中常见的点火源有以下几种:明火、高热物及高温表面、电火花、静电、雷电、摩擦与撞击、易燃物自行发热、绝热压缩、化学反应热及光线和射线。这些点火源必须具有足够的温度,才能点燃由一定的量结合的可燃物和助燃物。

二、爆炸

在企业中,爆炸事故不仅可以破坏工厂的设施设备,而且会带来严重的人员伤亡,特别是爆炸不像火灾那样,根本没有初期灭火或疏散的机会。

1. 爆炸的定义

爆炸是物质由一种状态迅速地转变为另一种状态,并在瞬间以机械能的形式释放出巨大能量,或是气体、蒸气在瞬间发生剧烈膨胀等现象。爆炸现象一般具有如下特征:

① 爆炸过程进行得很快;

② 爆炸点附近瞬间压力急剧升高,多数爆炸伴有温度升高;

③ 由于周围介质振动发出声响;

④ 周围介质发生震动或邻近物质遭到破坏。

其中,压力急剧升高是爆炸现象的最主要特征。

2. 爆炸的破坏形式

爆炸的破坏形式主要有以下几种:

(1)直接的破坏作用。机械设备、装置、容器等爆炸后产生许多碎片,飞出后会在相当大的范围内造成危害。

(2)冲击波的破坏作用。物质爆炸时,产生的高温高压气体以极高的速度膨胀,像活塞一样挤压周围的空气,把爆炸反应释放出的部分能量传递给压缩的空气层,空气受冲击而发生扰动,使压力、密度等产生突变,这种扰动在空气中传播就称为冲击波。

(3)造成火灾。爆炸发生后,爆炸气体产物的扩散只发生在极其短促的瞬间内,对一般可燃物来说,不足以造成起火燃烧,但是爆炸时产生的高温高压,建筑物内遗留的大量热或残余火苗,会把从破坏的设备内部不断流出的可燃气体、易燃或可燃液体的蒸气点燃,也可能把其他易燃物点燃引起火灾。

(4)造成中毒和环境污染。爆炸时会有大量有害物质外泄,造成人员中毒和环境污染。

3. 爆炸的分类

根据爆炸概念以及物质爆炸的原理和性质的不同分为物理爆炸和化学爆炸。

（1）物理爆炸。所谓物理爆炸是指物质因状态或压力发生突变而形成的爆炸。锅炉的爆炸是典型的物理性爆炸，其原因是过热的水迅速蒸发出大量蒸汽，使蒸汽压力不断提高，当压力超过锅炉的极限强度时，就会发生爆炸。又如，氧气钢瓶受热升温，引起气体压力增高，当压力超过钢瓶的极限强度时即发生爆炸。发生物理性爆炸时，气体或蒸汽等介质潜藏的能量在瞬间释放出来，会造成巨大的破坏和伤害。上述这些物理性爆炸是蒸汽和气体膨胀力作用的瞬时表现，它们的破坏性取决于蒸汽或气体的压力。

（2）化学爆炸。① 可燃性气体与空气混合物的爆炸。可燃气体主要有氢、乙炔、天然气、煤气、液化气等；可燃蒸汽，主要有由汽油、苯、酒精、乙醚等可燃性液体产生的蒸汽。这种可燃物质在空气中形成的爆炸混合物的最低浓度叫作爆炸下限，最高浓度叫作爆炸上限。浓度在爆炸上限和下限之间，都能发生爆炸。这个浓度范围叫作该物质的爆炸极限。如：一氧化碳的爆炸极限是 $12.5\%\sim74.5\%$。② 粉尘的爆炸。在企业的生产过程中，有些工艺可能会产生可燃性固体粉尘火灾可燃液体的雾状飞沫。如果达到某种浓度，遇到火源，分散在空气中火灾阻燃性气体就会发生粉尘爆炸，如镁、铝锌、塑料、木材、麻、煤等粉尘。③ 混合危险品引起的爆炸。这类爆炸性化合物主要指各种炸药。

4. 燃烧和爆炸的关系

燃烧的主要特征是发光和发热，与压力无特别关系。爆炸的主要特征是压力的急剧上升和爆炸波的产生。燃烧和化学爆炸本质上都是氧化还原反应，但二者反应速度、放热速率和火焰传播速度都不同，前者比后者慢得多。

燃烧和爆炸关系十分密切，有时难以将它们完全分开。在一定条件下，燃烧可以引起爆炸，爆炸也可以引起燃烧。事实上，在很多火灾爆炸事故案例中，火灾和爆炸是同时存在的。

三、防火防爆措施

1. 防火防爆技术措施

根据物质燃烧爆炸原理，防止发生火灾爆炸事故的基本原则是：

（1）控制可燃物和助燃物的浓度、温度、压力及混触条件，避免物料处于燃爆的危险状态。可从以下两个方面来控制：

① 控制可燃物，就是使可燃物达不到燃爆所需要的数量、浓度，或者使可燃物难燃化或用不燃材料取而代之，从而消除发生燃爆的物质基础。

② 控制助燃物，就是使可燃性气体、液体、固体、粉体物料不与空气、氧气或其他氧化剂接触，或者将它们隔离开来。即使有点火源作用，也因为没有助燃物掺混而不致发生燃烧、爆炸。比如：密闭设备系统、惰性气体保护、隔绝空气、隔离储存等措施。

（2）消除一切足以导致起火爆炸的点火源。在大多数场合，可燃物和助燃物的存在是不可避免的，因此，消除或控制点火源就成为防火防爆的关键。但是，在生产加工过程中，点火源常常是一种必要的热能源，故须科学地对待点火源，即要保证安全地利用有益于生产的点火源，又要设法消除能够引起火灾爆炸的点火源。

（3）采取各种阻隔手段，阻止火灾爆炸事故灾害的扩大。

① 阻止火势蔓延，就是阻止火焰或火星窜入有燃烧爆炸危险的设备、管道或空间，或者阻

止火焰在设备和管道中扩展,或者把燃烧限制在一定范围内不致向外传播。其目的在于减少火灾危害,把火灾损失降到最低限度。这主要是通过设置阻火装置和建造阻火设施来达到。

阻火装置:安全液封、阻火器、回火防止器、防火阀、火星熄灭器。

阻火设施:防火门、防火墙、防火带、防火卷帘、水封井、防火堤、防火分隔堤、事故存油罐、防火集流坑。

② 限制爆炸波扩散的措施,就是采取泄压隔爆措施,防止爆炸冲击波对设备或建(构)筑物的破坏和对人员的伤害。这主要是通过在工艺设备上设置防爆泄压装置和建(构)筑物上设置泄压隔爆结构或设施来达到。

防爆泄压装置,是指设置在工艺设备上或受压容器上,能够防止压力突然升高或爆炸冲击波对设备、容器的破坏的安全防护装置。此类装置有:安全阀、防爆片、防爆球阀、泄爆门、止回阀、呼吸阀等。

2. 防火防爆组织管理措施

(1) 加强对防火、防爆工作的管理;

(2) 开展经常性防火、防爆安全教育和安全大检查,提高人们的警惕性,及时发现和整改不安全的隐患;

(3) 建立健全防火、防爆制度。例如,防火制度、防爆制度;

(4) 厂区内、厂房内的一切出入和通往消防措施的通道,不得占用和堵塞;

(5) 各单位应建立义务消防组织,并配有针对性强和足够数量的消防器材;

(6) 加强值班,严格进行巡回检查。

3. 生产工人应遵守的防火防爆守则

(1) 应具有一定的防火防爆知识,并严格执行防火、防爆规章制度,禁止违章作业。

(2) 应在指定的地点吸烟,严禁在工作现场和厂区内吸烟和乱扔烟头。

(3) 使用、运输、储存易燃易爆气体、液体和粉尘时,一定要严格遵守安全操作规程。

(4) 在工作现场禁止使用明火,确保使用时,须报主管部门批准和做好安全防范工作。

(5) 使用电气设施时,如发现绝缘破损、严重老化、大量超负荷以及不符合防火防爆要求时,应停止使用,并告知领导予以解决,不得带故障运行,防止发生爆炸事故。

(6) 应学会使用一般的灭火工具和器材。对于车间内配置的防火防爆工具、器材等,应倍加爱护,不得随意挪用。

四、火灾扑救

1. 火灾扑救原则

(1) 消除明火。如,危险场所严禁携带烟火,不得使用明火作业和用电炉做饭等。

(2) 消除电气火花。如,易燃易爆场所应选用防爆型或封闭电气设备和开关;线路应穿管保护,严禁私接乱接电线和使用普通电器。

(3) 防止静电火花。如,严禁穿化纤衣物进入易燃易爆场所;保持设备静电接地良好。

2. 火灾分类

《火灾分类》(GB 4968—2008)按物质的燃烧特性将火灾分为如下几类:

A 类火灾:固体物质火灾。这种物质往往具有有机物质性质,一般在燃烧时产生灼热的余烬。如,木材、煤、棉、毛、麻、纸张等火灾。

B类火灾:指液体火灾和可熔化的固体物质火灾。如,汽油、煤油、柴油、原油,甲醇、乙醇、沥青、石蜡等火灾。

C类火灾:指气体火灾。如,煤气、天然气、甲烷、乙烷、丙烷、氢气等火灾。

D类火灾:指金属火灾。如,钾、钠、镁、铝镁合金等火灾。

E类火灾:带电火灾。物体带电燃烧的火灾。

F类火灾:烹饪器具内的烹饪物(如动植物油脂)火灾。

3. 几种常用的灭火器及灭火范围

灭火器是火灾扑救中常用的灭火工具,在火灾初起之时,由于范围小,火势弱,是扑救火灾的最有利时机,正确及时使用灭火器,可以挽回巨大的损失。灭火器结构简单,轻便灵活,稍经学习和培训就能掌握其操作方法。目前常用的灭火器有泡沫灭火器、二氧化碳灭火器、干粉灭火器以及卤代烷1211灭火器等。其中,卤代烷1211灭火器因其与大气臭氧层发生反应,致使臭氧层出现空洞,生存环境恶化,1994年停用,本文不做介绍。

(1) 干粉灭火器。干粉灭火器(如图3-15a所示)的作用表现在:一是消除燃烧物产生的活性游离子,使燃烧的连锁反应中断;二是干粉遇到高温分解时吸收大量的热,并放出蒸气和二氧化碳,达到冷却和稀释燃烧区空气中氧的作用。

干粉灭火器的灭火范围:适用于扑救石油及其产品、可燃气体和电气设备的初起火灾。ABC干粉灭火器可以扑救带电物质火灾,但不宜扑救旋转电机火灾。

(2) 泡沫灭火器。泡沫灭火器(如图3-15b所示)的灭火作用表现在:在燃烧物表面形成的泡沫覆盖层,使燃烧物表面与空气隔绝,起到窒息灭火的作用。由于泡沫层能阻止燃烧区的热量作用于燃烧物质的表面,因此,可防止可燃物本身和附近可燃物的蒸发。泡沫析出的水对燃烧物表面进行冷却,泡沫受热蒸发产生的水蒸气可以降低燃烧物附近的氧的浓度。

泡沫灭火器的灭火范围:适用于扑救木材、棉、麻、纸张等火灾,也能扑救石油制品、油脂等火灾;但不能扑救水溶性可燃、易燃液体的火灾,如醇、酯、醚、酮等物质的火灾。

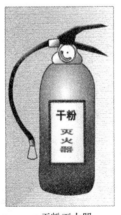
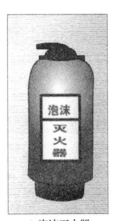
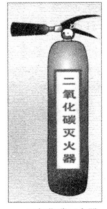

a 干粉灭火器　　　　b 泡沫灭火器　　　　c 二氧化碳灭火器

图 3-15 常用的灭火器示意图

(3) 二氧化碳灭火器。二氧化碳灭火器(如图3-17c所示)的灭火作用表现在:当燃烧区二氧化碳在空气的含量达到30%~50%时,能使燃烧熄灭,主要起窒息作用,同时,二氧化碳在喷射灭火过程中吸收一定的热能,也就有一定的冷却作用。

　　二氧化碳的灭火范围:适用于扑救 600 伏以下电气设备、精密仪器、图书、档案的火灾,以及范围不大的油类、气体和一些不能用水扑救的物质的火灾。

任务实施

灭火器的使用

　　准备泡沫灭火器、二氧化碳灭火器、干粉灭火器若干,A、B、C、D、E、F 类火源。学生分组后,在室外空旷的场地实施本次任务。任务实施过程中,教师加强安全巡查,确保学生操作过程中的安全。

　　一、手持式干粉灭火器的操作方法

　　1. 右手握着压把,左手托着灭火器底部,轻轻地取下灭火器。如图(3-16a)所示。

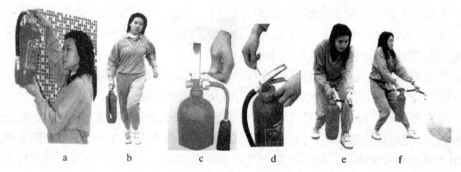

图 3-16　手持式干粉灭火器的操作步骤

　　2. 右手提着灭火器到现场,如图(3-16b)所示;

　　3. 除掉铅封,如图(3-16c)所示;

　　4. 拔掉保险销,如图(3-16d)所示;

　　5. 左手握着胶管,右手提着压把,如图(3-16e)所示;

　　6. 在距离火焰 2 米的地方,右手用力压下压把,左手拿着喷管左右摆动,喷射干粉覆盖整个燃烧区,如图(3-16f)所示。

　　二、手持式泡沫灭火器的操作方法

　　1. 右手握着压把,左手托着灭火器底部,轻轻地取下灭火器,如图(3-17a)所示;

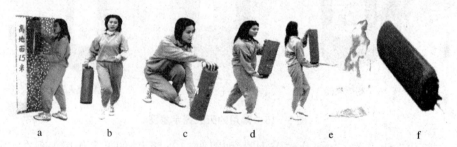

图 3-17　手持式泡沫灭火器的操作步骤

　　2. 右手提着灭火器到现场,如图(3-17b)所示;

　　3. 右手捂住喷嘴,左手执筒底边缘,如图(3-17c)所示;

4. 把灭火器颠倒过来呈垂直状态,用劲上下晃动几下,然后放开喷嘴,如图(3-17d)所示;

5. 右手抓筒耳,左手抓筒底边缘,把喷嘴朝向燃烧区,站在离火焰8米的地方,并不断前进兜围着火焰喷射,直至把火焰扑灭,如图(3-17e)所示;

6. 灭火后把灭火器卧放在地上,喷嘴朝下,如图(3-17f)所示。

注意事项:

对于油类火灾,不能对着油面中心喷射,以防着火的油品溅出,顺着火源根部的周围,向上侧喷射,逐渐覆盖油面,将火扑灭。

三、手持式二氧化碳灭火器的操作方法

1. 用右手握着压把,如图(3-18a)所示;

2. 右手提着灭火器到现场,如图(3-18b)所示;

3. 除掉铅封,如图(3-18c)所示;

4. 拔掉保险销,如图(3-18d)所示;

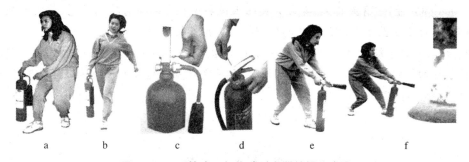

a　　b　　c　　d　　e　　f

图3-18　手持式二氧化碳灭火器的操作步骤

5. 在距离火焰2米的地方,左手握住喇叭筒根部的手柄,右手紧握启闭阀的压把,如图(3-18e)所示。注意事项:使用时把喇叭筒往上扳70~90度。且不能直接用手抓住喇叭筒外壁或金属连线管,防止手被冻伤。

6. 对着火焰根部喷射,并不断推向前进,直至把火焰扑灭,如图(3-18f)所示。

任务总结

通过本次学习,充分理解燃烧与爆炸的基本要素,以及防火防爆的防范措施。会正确选用并使用灭火器材,在火灾初起之时,对不同类别的火灾进行灭火。

任务拓展

火灾等级标准

为贯彻执行国务院2007年4月6日颁布的《生产安全事故报告和调查处理条例》(国务院令493号,自2007年6月1日起施行,以下简称《条例》),按照《条例》要求做好有关火灾事故的统计和报告工作。经部领导批准,现依据《条例》有关规定对火灾等级标准调整如下:

一、火灾等级增加为四个等级,由原来的特大火灾、重大火灾、一般火灾三个等级调整为特别重大火灾、重大火灾、较大火灾和一般火灾四个等级。

二、根据《条例》规定的生产安全事故等级标准,特别重大、重大、较大和一般火灾的等级标准分别为:

特别重大火灾是指造成 30 人以上死亡,或者 100 人以上重伤,或者 1 亿元以上直接财产损失的火灾;

重大火灾是指造成 10 人以上 30 人以下死亡,或者 50 人以上 100 人以下重伤,或者 5 000 万元以上 1 亿元以下直接财产损失的火灾;

较大火灾是指造成 3 人以上 10 人以下死亡,或者 10 人以上 50 人以下重伤,或者 1 000 万元以上 5 000 万元以下直接财产损失的火灾;

一般火灾是指造成 3 人以下死亡,或者 10 人以下重伤,或者 1 000 万元以下直接财产损失的火灾。

注:"以上"包括本数,"以下"不包括本数。

三、火灾事故等级标准调整后,《重要火灾和处置灾害事故信息报告及处理规定(试行)》(公消[2004]306 号)中有关特大、重大火灾的上报要求相应调整为特别重大、重大和较大火灾的上报要求,死亡 1 至 2 人的火灾及其他重要火灾继续按照现行要求上报。

四、新的火灾等级标准从 2007 年 6 月 1 日起执行,各地要从通知下发之日(六月二十六日)起按照新的等级标准报送火灾信息,并从 2007 年 6 月份起采用新的等级标准汇总、统计和公布火灾数据。

思考与练习

1. 燃烧的三要素是什么?

2. 爆炸的特征是什么?

3. 爆炸的分类有哪些? 爆炸极限指的是什么? 一氧化碳的爆炸极限是多少?

4. 简要叙述防火防爆措施。

5. 火灾的分类有哪几种?

6. 常用的灭火器有几类? 带电设备着火应选用哪种灭火器? 家中棉被着火、图书档案资料着火、旋转电机着火、乙炔气火着火、电石着火应分别选用哪种灭火器?

任务六　安全色与安全标志

任务导入

工矿企业厂区,在显著地位置,常常会看到不同颜色的标识牌,这些标识牌到底有什么含义,传递什么样的安全信息,根据这些标识牌,我们应该如何正确地规范我们的行为。这是我们本次课程所要解决的问题。

任务分析

　　安全色和安全标志是国家规定的两个传递安全信息的标准。尽管安全色和安全标志是一种消极的、被动的、防御性的安全警告装置，并不能消除、控制危险，不能取代其他防范安全生产事故的各种措施，但它们形象而醒目地向人们提供了禁止、警告、指令、提示等安全信息，对于预防安全生产事故的发生具有重要作用。

一、安全色

　　1. 安全色的概念

　　安全色，就是传递安全信息含义的颜色，包括红、蓝、黄、绿四种颜色。对比色，是使安全色更加醒目的反衬色，包括黑、白两种颜色。对比色要与安全色同时使用。

　　安全色适用于工业企业、交通运输、建筑、消防、仓库、医院及剧场等公共场所使用的信号和标志的表面色，不适用于灯光信号、航海、内河航运以及其他目的而使用的颜色。

　　2. 安全色的含义

　　安全色的红、蓝、黄、绿四种颜色，分别代表不同的含义。

　　（1）红色。表示禁止、停止、危险以及消防设备的意思。凡是禁止、停止、消防和有危险的器件或环境均应涂以红色的标记作为警示的信号。

　　（2）蓝色。表示指令，要求人们必须遵守的规定。

　　（3）黄色。表示提醒人们注意。凡是警告人们注意的器件、设备及环境都应以黄色表示。

　　（4）绿色。表示给人们提供允许、安全的信息。

　　安全色与对比色的相间条纹也有不同的含义：

　　红色与白色相间条纹——表示禁止人们进入危险环境。

　　黄色与黑色相间条纹——表示提示人们特别注意的意思。

　　蓝色和白色相间条纹——表示必须遵守规定的意思。

　　绿色和白色相间条纹——与提示标志牌同时使用，更为醒目地提示人们。

　　3. 安全色的使用

　　安全色的使用范围很广，可以使用在安全标志上，也可以直接使用在机械设备上；可以在室内使用，也可以在户外使用。

　　（1）红色，各种禁止标志。如交通禁令标志；消防设备标志；机械的停止按钮、刹车及停车装置的操纵手柄；机械转动部件的裸露部分，如：飞轮、齿轮、皮带轮等轮辐部分；指示器上各种表头的极限位置的刻度；各种危险信号旗等。

　　（2）黄色，各种警告标志。如：道路交通标志和标线；警戒标记，如：危险机器和坑池周围的警戒线等；各种飞轮、皮带轮及防护罩的内壁；警告信号旗等。

　　（3）蓝色，各种指令标志。如：交通指示车辆和行人行驶方向的各种标线等标志。

　　（4）绿色，各种提示标志。如：车间厂房内的安全通道、行人和车辆的通行标志、急救站和救护站等；消防疏散通道和其他安全防护设备标志；机器启动按钮及安全信号旗等。

　　（5）红色与白色相间条纹。公路、交通等方面所使用的防护栏杆及隔离墩表示禁止跨越；固定禁止标志的标志杆下面的色带。

（6）黄色和黑色相间条纹。各种机械在工作或移动时容易碰撞的部位，如：移动式起重机的外伸腿、起重机的吊钩滑轮侧板、起重臂的顶端、四轮配重；平顶拖车的排障器及侧面栏杆；门式起重机和门架下端；剪板机的压紧装置；冲床的滑块上有暂时或永久性危险的地方或装置；固定警告标志的标志杆上的色带。

（7）蓝色和白色相间条纹。交通上的指示性向导标志；固定指令标志的标志杆下部的色带。

（8）绿色和白色相间条纹。固定提示标志杆上的色带。

安全色的应用必须是以表示安全为目的，如不是以表示安全为目的，即使是应用了红、蓝、黄、绿四种颜色，也只能叫作颜色，不能叫作安全色。例如：气瓶、容器管道等涂以各种颜色，目的是区分气瓶和容器中装有不同的介质，而不是向人们表示禁止、警告或安全的含义。

安全色有规定的颜色范围，超出范围就不符合安全色的要求。颜色范围所规定的安全色是最不容易互相混淆的颜色，如果超出它们的颜色范围，就会削弱它们的辨别度。对比色是为了使安全色更加醒目而采用的反衬色，它的作用是提高物体颜色的对比度。

二、安全标志

1. 安全标志的概念

安全标志是用以表达特定安全信息的标志，由图形符号、安全色、几何图形（边框）或文字构成。

安全标志适用于工矿企业、建筑工地、厂内运输和其他有必要提醒人们注意安全的场所。使用安全标志，能够引起人们对不安全因素的注意，从而达到预防事故、保证安全的目的。但是，安全标志的使用只是起到提示、提醒的作用，它不能代替安全操作规程，也不能代替其他的安全防护措施。

2. 安全标志的种类

根据 GB 2894—2008《安全标志》规定，安全标志分禁止标志、警告标志、指令标志和提醒标志四大类型。

（1）禁止标志。禁止标志（如书后彩插附图 1 所示）的含义是禁止人们不安全行为的图形标志。其基本形式是带斜杠的圆边框，采用红色作为安全色。

（2）警告标志。警告标志（如书后彩插附图 2 所示）的基本含义是提醒人们对周围环境引起注意，以避免可能发生危险的图形标志。其基本形式是正三角形边框，采用黄色作为安全色。

（3）指令标志。指令标志（如书后彩插附图 3 所示）的含义是强制人们必须做出某种动作或采用防范措施的图形标志。其基本形式是圆形边框，采用蓝色作为安全色。

（4）提示标志。提示标志（如书后彩插附图 4 所示）的含义是向人们提供某种信息（如标明安全设施或场所等）的图形标志。其基本形式是正方形边框，采用绿色作为安全色。

（5）文字辅助标志。文字辅助标志的基本形式是矩形边框，有横写和竖写两种形式。横写时，文字辅助标志写在标志的下方，可以和标志连在一起，也可以分开，禁止标志、指令标志为白字，衬底色为标志的颜色，警告标志为黑色字，衬底色为白色；竖写时，文字辅助标志写在标志杆的上部，禁止标志、警告标志、指令标志、提示标志均为白色衬底，黑色字，标志杆下部色带和标志的颜色相一致，文字字体均为黑体字。

3. 安全标志的配备

安全标志的型号,应按照 GB 2894—2008 的规定使用。无论是在场内或车间内,当所设标志牌的观察距离不能覆盖全厂或全车间时,应多设几个标志牌。

标志牌设置的高度,应尽量与人眼的视线高度一致。悬挂式和柱式的环境信息标志牌的下缘距地面的高度不宜小于 2 m;局部信息标志的高度应视具体情况确定。

标志牌应设在与安全有关的醒目地方,并使大家看见后,有足够的时间来注意它所表示的内容。环境信息标志宜设在有关场所的入口处和醒目处;局部信息标志应设在所涉及的相应危险地点或设备(附近)附近的醒目处;标志牌不应设在门、窗、架等本身移动后可能遮盖标志的物体上;标志牌前不得放置妨碍认读的障碍物;标志牌应设置在明亮的环境中;多个标志牌一起放置时,应按警告、禁止、指令、提示类型的顺序,先左后右、先上后下地排列;标志牌的固定方式分附着式、悬挂式和柱式三种,悬挂式和附着式的固定应稳固不倾斜,柱式的标志牌和支架应牢固地连接在一起。

安全标志牌每半年检查一次,如发现有破损、变形、褪色等不符合要求的情况时应及时修正或更换。

任务实施

在教室分组进行,教师给出安全标示(或者根据学生拍下的生活中常见的安全标示照片),学生通过对安全标示的辨认,从而加深对安全色与安全标示的理解。在辨识过程中,充分利网络资源,通过手机查询《安全标志及其使用导则》(GB 2894—2008),见文后彩插。

任务总结

通过学习和辨识安全标示,充分理解和掌握安全色、安全标示的具体含义,对今后的工作、生活有一定的帮助。

思考与练习

1. 安全色有哪四种颜色? 分别代表什么含义?
2. 公路、交通等方面所使用的防护栏杆及隔离墩表示禁止跨越的安全标示应采用什么条纹?
3. 安全标志牌多长时间检查一次?

项目四　个体防护

扫码掌握本章知识点

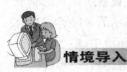

情境导入

　　王某是浙江新欣化工厂新进的大学毕业生,负责氯化石蜡生产工序的工艺操作。因产品市场销量高,为满足该工艺产品的连续生产,施行四班三运转工作制满足生产需要。一天下午4时,王某和老员工谢师傅正交接工作时,王某透过照射的阳光看到临窗角落的管线处堆积一团黄色烟雾,王某告知谢某并打算过去勘察情况时,被谢师傅一把拽住。

　　谢师傅打开防护用品柜,拿出防毒面具,此刻王某想到自己所学知识:氯化石蜡生产工艺时,其反应原料中黄绿色的气体是——氯气!两人分别佩戴好防毒面具并携带便携式有毒气泄漏检测装置,刚到现场就发出嘀嘀的报警声,通过谢师傅查看,此次泄漏属于轻微泄漏,拉起警戒后,返回现场办公台拨打安全管理部门电话请求事故处理。

　　王某事后对谢师傅充满感激,并感慨一件小小的防护用品可以拯救一个人的生命!

本项目内容结构

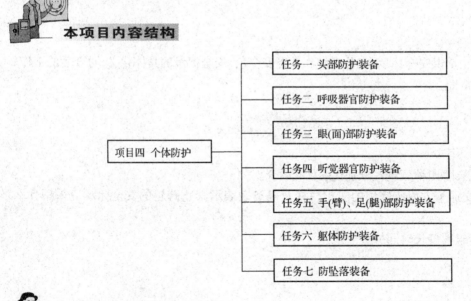

项目四 个体防护
- 任务一　头部防护装备
- 任务二　呼吸器官防护装备
- 任务三　眼(面)部防护装备
- 任务四　听觉器官防护装备
- 任务五　手(臂)、足(腿)部防护装备
- 任务六　躯体防护装备
- 任务七　防坠落装备

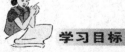

学习目标

　　1. 了解头部、呼吸器官、眼(面)部、听觉器官、手(臂)和足(腿)部、躯体、防坠落等防护装备,明确各装备结构及使用方法;

2. 深入了解防护用品的选型及操作使用,能够根据特定的工作环境合理配置相应的个体防护用品。

任务一 头部防护装备

2005年5月23日8时,吉林省吉林市某住宅楼施工现场,一名建筑员工在拆除脚手架时,不慎从2.2米高处仰倒摔下,因安全帽未系下颏带而被甩掉,其头部撞到柱上,送医院抢救无效死亡。

事故原因分析:

1. 虽佩戴安全帽,但未按佩戴标准与要求佩戴;

2. 施工人员进行高处施工作业时未使用安全带。

《建筑施工安全检查标准》规定,施工人员进入施工现场要正确佩戴安全帽。

《中华人民共和国安全生产法》以及《建筑施工高处作业安全技术规范》规定,在距坠落高度基准面2米以上的高处作业时,必须佩戴安全带或设置安全网等有效的安全防护措施。

本节课的学习任务是:

1. 认识头部防护装备;

2. 正确选择与佩戴头部防护装备;

3. 掌握头部防护装备使用与维护的注意事项。

一、常用头部防护装备简介

1. 安全帽

安全帽是用来保护头顶而戴的钢制或类似原料制的浅圆顶帽子,防止冲击物伤害头部的防护用品。安全帽由帽壳、帽衬、下颏带和后箍组成。安全帽的防护原理是:帽壳呈半球形,坚固、光滑并有一定弹性,打击物的冲击和穿刺动能主要由帽壳承受。帽壳和帽衬之间留有一定空间,可缓冲、分散瞬时冲击力,从而避免或减轻对头部的直接伤害。

冲击吸性性能、耐穿刺性能、侧向刚性、电绝缘性、阻燃性是对安全帽的基本技术性能的要求。

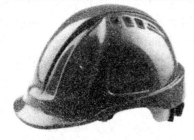

图4-1 安全帽

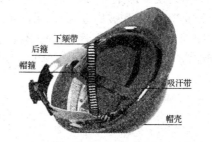

图4-2 安全帽的构件

安全帽产品按用途分,有一般作业类安全帽和特殊作业类安全帽两大类。其中,特殊作业类又分成五小类,分别为火源作业场所安全帽、地下工程作业安全帽、易燃易爆作业场所安全帽、绝缘安全帽以及低温作业场所安全帽。

安全帽的颜色一般为白色、黄色、蓝色、红色等,其在每一个行业中用一种颜色代表一个群体或者使用者的身份,材质和用途上没有区别。

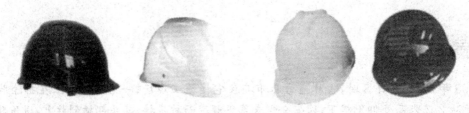

图4-3 不同颜色的安全帽

根据安全帽的材质不同,可以分为玻璃钢安全帽、塑料安全帽、防寒安全帽、胶布矿工安全帽、纸胶安全帽和竹编安全帽等。

(1)玻璃钢安全帽:主要用于冶金高温作业场所、油田钻井森林采伐、供电线路、高层建筑施工以及寒冷地区施工。

(2)聚碳酸酯塑料安全帽:主要用于油田钻井、森林采伐、供电线路、建筑施工等作业使用。

(3)ABS塑料安全帽:主要用于采矿、机械工业等冲击强度高的室内常温作业场所佩戴。

(4)超高分子聚乙烯塑料安全帽:适用范围较广,如冶金化工、矿山、建筑、机械、电力、交通运输、林业和地质等作业的工种均可使用。

(5)改性聚丙烯塑料安全帽:主要用于冶金、建筑、森林、电力、矿山、井上、交通运输等作业的工种。

(6)胶布矿工安全帽:主要用于煤矿、井下、隧道、涵洞等场所的作业。佩戴时,不设下颏带。

(7)塑料矿工安全帽:产品性能除耐高温大于胶质矿工帽外,其他性能与胶质矿工帽基本相同。

(8)防寒安全帽:适用我国寒冷地区冬季野外和露天作业人员使用,如矿山开采、地质钻探、林业采伐、建筑施工和港口装卸搬运等作用。

(9)纸胶安全帽:适用于户外作业防太阳辐射、风沙和雨淋。

(10)竹编安全帽:主要用于冶金、建筑、林业、矿山、码头、交通运输等作业的工种。

2. 防护头罩

防护头罩是使头部免受火焰、腐蚀性烟雾、粉尘等伤害头部的个人防护装备。防护头罩通常可以分为头罩、面罩和披肩3部分,可附带送风设备,用于苛刻的工作环境下。其顶部与安全帽设计同理,面部采用透明质塑料露出视窗,披肩部遮盖颈部包裹头发。

防护面罩一般配合防护服使用,主要适用于热辐射大、粉尘较大和环境洁净度要求较高的作业环境中。

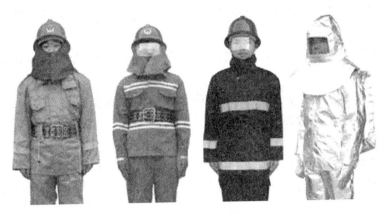

图 4 - 4　防护面罩

3. 工作帽

工作帽是一种普通的劳动用品,主要用于防护头部脏污、长发绞碾。工作帽一般用于机械、电子等普通工作岗位。如图 4 - 5 所示。

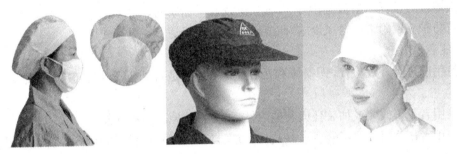

图 4 - 5　工作帽

任务实施

一、佩戴方法及注意事项

1. 安全帽

(1) 安全帽的佩戴方法

① 选用与自己头型合适的安全帽,帽衬顶端与帽壳内顶必须保持 20 mm～50 mm 的空间,形成一个能量吸收缓冲系统,将冲击力分布在头盖骨的整个面积上,减轻对头部的伤害。

② 必须戴正安全帽,扣好下颏带。

(2) 使用注意事项

① 使用之前应检查安全帽的外观是否有裂纹、碰伤痕,帽衬是否完整,帽衬的结构是否处于正常状态,安全帽上如存在影响其性能的明显缺陷时,应及时报废,以免影响防护作用。

② 使用者不能随意在安全帽上拆卸或添加附件,以免影响其原有的防护性能。

③ 使用者不能随意调节帽衬的尺寸,这会直接影响安全帽的防护性能,落物冲击一旦发生,安全帽会因佩戴不牢脱出或因冲击后触顶直接伤害佩戴者。

④ 佩戴者在使用时一定要将安全帽戴正、戴牢,不能晃动,要系紧下颏带,调节好后箍以防安全帽脱落。

⑤ 不能私自在安全帽上打孔,不要随意碰撞安全帽,不要将安全帽当板凳坐,以免影响其强度。

⑥ 经受过一次冲击或做过试验的安全帽应作废,不能再次使用。

⑦ 安全帽不能在有酸、碱或化学试剂污染的环境中存放,不能放置在高温、日晒或潮湿的场所中,以免其老化变质。

⑧ 应注意在有效期内使用安全帽,植物枝条编织的安全帽有效期为 2 年,塑料安全帽的有效期限为两年半,玻璃钢(包括维纶钢)和胶质安全帽的有效期限为 3 年半,超过有效期的安全帽应报废。

2. 防护头罩的佩戴方法及注意事项

(1) 防护头罩的佩戴方法

① 佩戴防护头罩其大小调节至与自己头部相适合,将有视窗的一面调整至前面,双眼可视无遮挡。

② 头罩披肩整理平整覆盖在肩部,将长头发收入面罩内。

③ 若防护头罩附带有送风设施,调节送风设施至舒适节点方可使用。

(2) 注意事项

① 使用前进行外观检查,无损坏和污损,帽衬结构是否处于正常状态,无明显需报废的痕迹。

② 使用者不得改装或加装任何其他附件,防止影响原有防护性能。

③ 使用者使用时按照正确要求佩戴,调节至自己头围相适宜,避免晃动,防止头罩在头部转动,影响视线。

④ 防护面罩应在有效期内使用,若超过使用年限应立即报废。

3. 工作帽的佩戴方法及注意事项

佩戴工作帽跟普通帽子一样,但注意调节与自己相适应头围。女工应注意把外沿头发罩入工作帽内,防止造成头发绞碾入机械设备转轴内。

任务总结

本节课介绍了头部防护装备,并介绍每种防护装备的适用及其注意事项,通过实训操作完成头部防护装备的佩戴练习,强化动手能力。

思考与练习

1. 常用头部防护装备有哪些?
2. 简述安全帽的组成构件及适用场所。
3. 安全帽的佩戴方法和注意事项是什么?

任务二　呼吸器官防护装备

任务导入

本项目情景导入中王某的案例,虽然没有造成人员伤亡和经济损失,但同样发人深省。

案例分析

氯化石蜡主要生产原料为氯气和液状石蜡,那么,原料氯气和液状石蜡分别由管道输送至反应釜进行化学反应。在反应之前,管道中始终存在着氯气,又由于氯自身的物理化学性质,其为黄绿色气体,密度大于空气,因此,泄漏后如果没有对流风则呈现积聚状态贴近于地面,不易飘散。

王某发现的黄色烟雾就是泄漏的氯气,由于是轻微泄漏且车间没有空气对流,因此,王某与谢师傅在现场办公台并不会吸入氯气中毒死亡,但若要深入现场进行勘查,必须佩戴防毒面具,才能保障人身安全。

本节课的学习任务是掌握呼吸器官防护装备的使用及注意事项,能够依据特定情景选择合适的防护装备进行自我防护。

任务分析

在生产过程中能够危害呼吸器官的因素主要有生产性粉尘(煤尘、焊尘、水泥粉尘、谷物粉尘等)和有毒物质(氯气、氨气、苯、农药等)。前人在经验的积累与自主能动性的创造后,出现了呼吸器官防护装备,主要用于保护口鼻,防止吸入有害物质,而造成人体不可逆转的功能性衰竭。

一、常用呼吸器官防护装备简介

呼吸器官防护装备从性能上,分为过滤式呼吸器和供气式呼吸器两大类。

1. 过滤式呼吸器

过滤式呼吸器是一种自给开放式空气呼吸器,其口鼻处通过结构设计,加设过滤装置,净化被污染的空气。

过滤式呼吸器从形式上可以分为口罩、半面罩和全面罩;从功能上可以分为防尘式呼吸器和防毒式呼吸器。

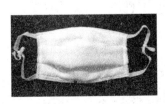

图 4-6　纱布口罩

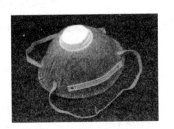

图 4-7　活性炭防尘口罩

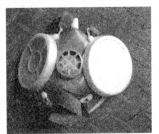

图 4-8　复式防尘口罩

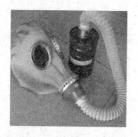
图 4 - 9　滤毒罐式全面罩

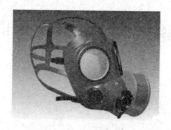
图 4 - 10　防毒半面罩

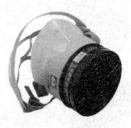
图 4 - 11　防毒口罩

（1）纱布口罩。从形式上看是最普通的口罩，使用材质为多层纱布，主要适用于医院和粉尘环境较轻的场所。如图 4 - 6 所示。

（2）活性炭防尘口罩。采用活性炭作为滤料复合在有机纤维质地中，主要用于吸附有机气体、恶臭及毒性粉尘。适用于医疗事业、化工事业、喷涂车间、皮革行业及环卫单位。如图 4 - 7 所示。

（3）复式防尘口罩。复式防尘口罩为自吸过滤式防颗粒物呼吸器，其内部装有滤盒，盒内装有滤料，适用于高浓度煤尘、粉尘作业使用。更换滤料宜每班班前进行一次。如图 4 - 8 所示。

（4）滤毒罐式全面罩。滤毒罐式全面罩端部为滤毒罐，根据滤毒罐内容物不同，连接全面罩可以用于不同的作业场所。如图 4 - 9 所示的滤毒罐式全面罩可以用于苯蒸气、氯气、丙酮、四氯化碳等毒性气体作业环境内。

（5）防毒半面罩和防毒口罩。呼吸端内含滤毒盒，用于呼吸时空气自吸过滤。区别在于半面罩能够对眼睛起到防护作用。如图 4 - 10 和图 4 - 11 所示。

2. 供气式呼吸防护用具

供气式呼吸防护用具由供气设施、全面罩、导管、肩带、压力表等组成，一般配合防护服使用，携带提供新鲜空气的能力一般为 5 min～15 min，保护使用人员免受污染或有毒空气的侵害。一般适用于含氧量低的环境、消防灭火及灾害、事故现场的搜救。常见的有正压式呼吸器和生氧式呼吸器。如图 4 - 12 和 4 - 13 所示。

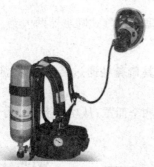
图 4 - 12　正压式呼吸器

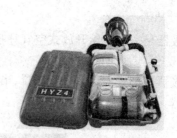
图 4 - 13　生氧式呼吸器

任务实施

1. 常见呼吸器官防护器具的使用方法

（1）取出防毒面具，拔开滤毒盒前后胶塞。

（2）先将面具盖住口鼻。

（3）然后将头带拉至头顶。

（4）用双手将下面的头带拉向颈后。

（5）再次调整头戴位置是否精密，调到最佳位置即可，保证面具紧贴脸鼻密封完好。

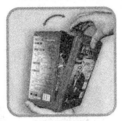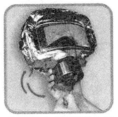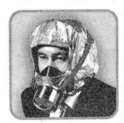

①不必惊慌保持冷静、打开包装盒并取出呼吸器头罩。　②拨掉滤毒罐前孔和后孔的两个红色橡胶塞。　③将头罩戴进头部，向下拉至颈部，滤毒罐应置于鼻子的前面。

图 4 - 14　防毒面具佩戴方法

2. 使用注意事项

（1）滤毒罐有效日期一般是 5 年，过有效期的滤毒罐禁止使用；

（2）面罩有裂痕、破口，密封性不良，一律禁止使用。

3. 做一做

选取防毒面具，根据使用方法具体操作，在佩戴步骤正确的前提下，调整器具至适合自己行动为止。

任务总结

本节课首先介绍了常用呼吸器官防护装备中的口罩、半面罩和全面罩的特点，同时学习了防毒面具的使用方法和使用注意事项，最后 3～5 人一组练习正确佩戴防毒面具。

任务拓展

1. 正压式呼吸器使用方法

（1）佩戴时，先将快速接头断开（以防在佩戴时损坏全面罩），然后将背托在人体背部（空气瓶开关在下方），根据身材调节好肩带、腰带并系紧，以合身、牢靠、舒适为宜。

（2）把全面罩上的长系带套在脖子上，使用前全面罩置于胸前，以便随时佩戴，然后将快速接头接好。

（3）将供给阀的转换开关置于关闭位置，打开空气瓶开关。

（4）戴好全面罩（可不用系带），进行 2～3 次深呼吸，应感觉舒畅。屏气或呼气时，供给阀应停止供气，无"咝咝"的响声。用手按压供给阀的杠杆，检查其开启或关闭是否灵活。一切正常时，将全面罩系带收紧，收紧程度以既要保证气密又感觉舒适、无明显的压痛为宜。

（5）撤离现场到达安全处所后，将全面罩系带卡子松开，摘下全面罩。

（6）关闭气瓶开关，打开供给阀，拔开快速接头，从身上卸下呼吸器。

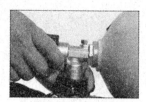
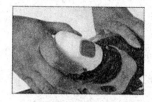
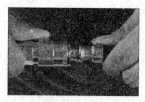

1、将气瓶阀门和减压器阀　　　2、将供气阀安装在面罩　　3、连接中压导管接头和供气
门连接　　　　　　　　　　　　卡口处　　　　　　　　　　阀快速接头

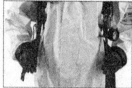
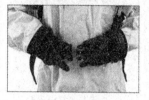
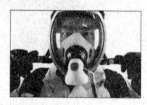

4、背起空气呼吸器调节背带　　5、扣上腰带扣并调节腰带长度　6、带好面罩使面罩与面部紧
　　　　　　　　　　　　　　　　　　　　　　　　　　　　　密贴合

图 4 - 15　正压式呼吸器佩戴方法

2. 供气式呼吸器使用注意事项

（1）使用前应经过专业培训，合格后方可佩戴使用。

（2）使用过程中必须确保气瓶阀处于完全打开状态。

（3）必须经常查看气瓶气源压力表，一旦发现高压表指针快速下降或发现不能排除的漏气时，应立即撤离现场。

（4）使用中感觉呼吸阻力增大、呼吸困难、出现头晕等不适现象，以及其他不明原因时应及时撤离现场。

（5）使用中听到残气报警器哨声后，应尽快撤离现场（到达安全区域时，迅速卸下面罩）。

（6）在作业过程中，供气阀发生故障不能正常供气时，应立即打开旁通阀做人工供气，并迅速撤出作业现场。

思考与练习

1. 简述常用呼吸器官防护装备有哪些。
2. 简述防毒面具的使用方法及注意事项有哪些。
3. 练习正确佩戴防毒面具。

任务三　眼（面）部防护装备

任务导入

2003 年 11 月 24 日 10 时 50 分左右，湖北省枣阳市某化工厂一车间 2 号泵填料严重漏液。

在倒开1号泵后,当班操作工T某对2号泵进行了泄压、置换,并交由维修班处理。维修班长立即布置了任务,并迫不及待地带领检修小组W某、B某迅速投入检修作业。当维修工B某在拆开泵中间一组压盖,用撬杠撬开泵堵头时,泵内冷凝液(含有氨)突然带压喷出,喷在B某脸和身上,并溅入左眼内。B某虽然用清水进行了冲洗,但左眼仍然疼痛难忍睁不开,后被送进医院紧急治疗。

事故原因分析

1. 检修人员在未办理设备安全检修作业许可证、未制订任何安全防范措施的情况下,匆忙进行检修作业。检修前作业者没有对检修的设备进行细致检查,也不认真确认泵内压力是否泄尽,用习惯性的常规检修作业方式进行检修,是此次伤害事故发生的主要原因。

2. 因未制订任何安全检修措施,所以也未能做到安全措施的检查和落实。检修作业人员安全意识不强,麻痹大意,侥幸蛮干,忽视安全未戴防护器具,是此次伤害事故发生的直接原因。

3. 检修作业人员违章作业,说明该车间安全管理存在严重的缺陷,安全管理制度形同虚设,安全检修作业规程得不到认真执行,安全管理不到位,助长了检修作业人员的违章行为,这是此次伤害事故发生的一个重要原因。

4. 检修作业人员无视安全作业规程,自我防护意识差,单凭着一腔盲目的工作热情,忽略安全措施落实的重要性,出事故受伤害是必然的。

任务分析

一、常见眼(面)部护具简介

1. 防护眼镜

防护眼镜是一种起特殊作用的眼镜,根据使用的场合不同需求的眼镜也不同。防护眼镜又称为劳保眼镜,分为安全眼镜和防护面罩两大类,主要用于防护眼睛和面部免受紫外线、红外线和微波等电磁波的辐射,粉尘、烟尘、金属和砂石碎屑以及化学溶液溅射的损伤。

防护眼镜种类很多,有防尘眼镜、防冲击眼镜、防化学眼镜和防光辐射眼镜等多种。

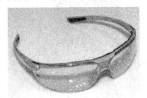

图4-16 防尘眼镜

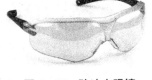

图4-17 防冲击眼镜

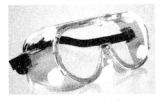

图4-18 防化学眼镜

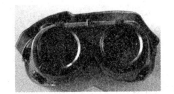

图4-19 防辐射眼镜

防尘眼镜在尘埃较多的环境下使用,一般镜片牢度要求不高,不管眼罩式还是平镜式,都采用一般平光玻璃镜片制作。如图4-16所示。

防冲击眼镜是用于防飞射出来的小颗粒穿击眼睛用，其镜片要求耐冲击，如车工、磨砂工、打石工都应戴防冲击眼镜，如果这些工人戴一般防尘眼镜，那么，铁砂与碎石飞击眼镜时被击碎，眼睛就会受到更大损害。防冲击眼镜如图4-17所示。

防化学眼镜的镜片耐酸碱，耐腐蚀，这是其他眼镜所不具备的。如图4-18所示。

从事电焊、气焊、炼钢、吹玻璃的作业工人应戴防弧光辐射眼镜。但是，防弧光辐射眼镜的镜片颜色有深有浅，这是根据不同要求设计的，选择时，应根据作业时弧光的强弱而恰当选择。弧光强、颜色要深；反之，应选浅色镜片。如图4-19所示。

2. 防护面罩

防护面罩是一种用于工业防护眼睛和面部免受粉尘、化学物质、热气、毒气、屑物等有害物质迎面侵害的工业防护面罩，它是在弹性头夹上左右各安装带齿旋钮，在带齿旋钮上安装大弧形薄曲面透明罩。大弧形薄曲面透明罩在带齿旋钮的弹性头夹上可旋置于面部或头顶部。它可与防毒口罩，防尘口罩，工作帽配合使用，达到全面防护的目的。

防护面罩分为安全型和遮光型两种。其中，安全型是防御固态的或液态的有害物体伤害眼面的产品，如钢化玻璃面罩、有机玻璃面罩、金属丝网面罩等；遮光型是防御有害辐射线伤害眼面的产品，如电焊面罩、炉窑面罩等。如图4-20、图4-21、图4-22、图4-23和4-24所示。

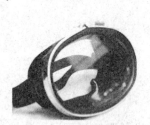　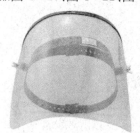　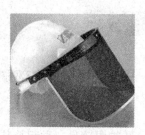

图4-20　钢化玻璃面罩　　　　图4-21　有机玻璃面罩　　　　图4-22　金属丝网面罩

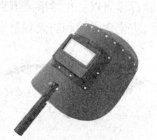　　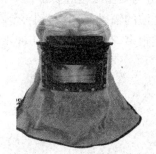

图4-23　电焊面罩　　　　图4-24　炉窑面罩

任务实施

一、防护眼镜和面罩的佩戴方法

防护眼镜和面罩的佩戴方法非常简单，根据设计可以有直接佩戴和贴近皮肤佩戴。只要保证佩戴者视线范围和佩戴舒适度即可。而电焊面罩一般为单手持握挡在面部，眼镜透过视窗进行电焊操作。

二、注意事项

1. 使用防护眼镜的注意事项

（1）选用的护目镜要选用经产品检验机构检验合格的产品；

（2）护目镜的宽窄和大小要适合使用者的脸型；

（3）镜片磨损粗糙、镜架损坏会影响操作人员的视力，应及时调换；

（4）护目镜要专人使用，防止传染眼病；

（5）焊接护目镜的滤光片和保护片要按规定作业需要选用和更换；

（6）防止重摔重压，防止坚硬的物体摩擦镜片和面罩。

2. 使用防护面罩的注意事项

（1）耐高温头罩虽然具有优良的耐高温隔热性能，但不可能在所有条件下都能起到保护人的作用。在靠近火焰区作业时，不能与火焰和熔化的金属直接接触。

（2）在使用前要认真检查有无破损、离层，如有严禁用于火场作业。

任务总结

本节课首先介绍了常用眼（面）部防护装备的特点，同时学习了防护眼镜和防护面罩的使用方法和使用注意事项，最后 3～5 人一组练习正确佩戴防护眼镜和防护面罩。

任务拓展

眼（面）部防护装备种类、型号众多，同学们课后完成各类型眼（面）部防护装备的适用环境及场所的探究。

思考与练习

1. 简述常用眼（面）部防护装备有哪些。

2. 简述防护眼镜的使用方法及注意事项有哪些。

3. 练习正确佩戴防护眼镜及防护面罩。

任务四　听觉器官防护装备

任务导入

李某在钢厂工作 9 年，因工作现场噪音大，造成他噪声性耳聋转变为神经性耳聋。

事故原因分析

噪声对人的听力影响大致可分为两种情况:一种情况是在噪声环境下出现的听力疲劳,即听觉受强噪声的损害,当离开噪音环境,在安静的地方耳朵里仍嗡嗡作响,即耳鸣。耳鸣反过来掩盖听力,此时如果互相交谈,则听不清说话声。待过一段时间后,耳鸣消失,听力即能恢复,这就是听力疲劳现象。听力疲劳是一种暂时性的病理生理现象,听神经细胞并未受到实质性损害。另一种情况是长时间在强烈的噪声环境下工作,听神经细胞在噪声的刺激下,发生病理性损害及退行性变,就使暂时性听力下降变为永久性听力下降,叫作噪声性耳聋。因此,加强对听觉器官的防护、正确佩戴听力防护用品,在很大程度上可减少职业性耳聋的发病率。

本节课学习的任务是熟悉常用听觉器官防护装备,并能够正确佩戴防护产品,同时掌握防护产品使用的注意事项。

任务分析

一、常用听觉器官防护装备简介

1. 耳塞

耳塞是插入外耳道内,或置于外耳道口处的护耳器。其产品质量应符合护耳器——耳塞的国标规定。

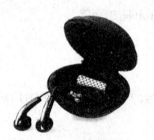 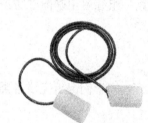 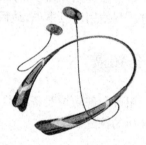

图 4-25　凸圆形耳塞　　　　图 4-26　圆柱形耳塞　　　　图 4-27　头戴式耳塞

耳塞的优点是结构简单、体积小、质量轻、价廉、使用方便,对中、高频噪声有较好的隔声效果,而对低频噪声的隔声效果较差。它的缺点是当佩戴时间长或耳塞大小选用不当时,主观感觉不舒适,易引起耳道疼痛。

2. 耳罩

这是由压紧每个耳郭或围住耳郭四周而紧贴在头上遮住耳道的壳体所组成的一种护耳器。耳罩壳体可用专门的头环、颈环或借助于安全帽或其他设备上附着的器件而紧贴在头部。

在耳罩的结构上,要求其头环需弹性适中,长短应能调节,佩戴时没有压痛或明显的不舒服感,高度应在 112 mm～142 mm 之间可调,壳体必须能在相互垂直的两个方向上转动。耳垫必须是可更换的,接触皮肤部分应无刺激,且能经受消毒液的反复清洗。耳垫材料必须柔软,具有一定的弹性,以增加耳罩的密封和舒适性。

在耳罩的技术性能要求上,其声衰减量应按国标《护耳器主观测量方法》规定测得,其值必须符合相关规范要求。另在耳罩的夹紧力、抗疲劳性能、抗跌落性能、耐潮性能、耐腐蚀性能、耐高低温性能等方面也应满足相应技术标准要求。

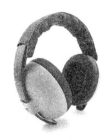
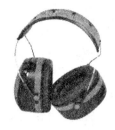
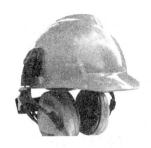

图 4 - 28　耳罩　　　　　　　　　　　图 4 - 29　防噪声帽

3. 防噪声帽

噪声除通过外耳道传入听觉器官外(常称为气导),还可从颅骨传至听觉器官。防噪声帽是阻止爆炸时强烈噪声从骨传入的听力保护器。这种听力保护器由于结构不同又分为软式和硬式两种。

(1)软式防噪声帽。这种防噪声帽是把耳罩固定在帽盔的两耳位置,耳罩为塑料椭圆形,罩壳周边采取泡沫塑料圈,内衬泡沫塑料和氯纶棉吸收材料,类似航空帽。软式防噪声帽具有质软、质轻、导热系数低、隔声效果好、戴用方便等特点,还有头部防震、防外伤、防塞等作用。不足之处是夏天佩戴闷热、出汗、不通风,也不宜戴眼镜。

(2)硬式防噪声帽。硬式防噪声帽的结构和软式防噪声帽相同,其帽为塑料硬壳,也有用玻璃钢外壳的,其内衬一层柔软的吸声材料。隔声效果可达 30 dB~50 dB,对 130 dB~140 dB 以上的强噪声,可减少对内耳的损伤作用,并且对头部也有防震、抗冲击波等作用。缺点是较重,使用不方便。

任务实施

一、防噪音耳塞的使用方法

1. 取出耳塞,用食指和大拇指将其搓细。

2. 另一只手将要塞入的耳朵向上向外提起(这点很关键)并保持住,然后将搓细的耳塞圆头朝向耳朵,塞入其中,尽最大可能地使耳塞体与耳甲腔相贴合。需要记住的是,请不要用力过猛过急或插得太深,一切要以自己感觉舒适就可以了。

3. 用手扶住耳塞直至耳塞在耳中完全膨胀定型(大约要持续三十秒左右)。

4. 佩戴隔音耳塞之后,如果你感到隔声效果不好时,这个时候可以缓慢转动耳塞,直到调整到效果最佳位置为止。

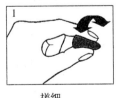
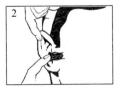
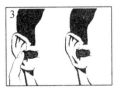

搓细　　　　　　　　　塞入　　　　　　　　保持　　　完成

图 4 - 30　防噪音耳塞佩戴方法

二、防噪音耳塞的使用注意事项

1. 耳塞应经常用水或肥皂清洗,以免防噪声耳塞激发耳炎,操作时请保持双手清洁。

2. 切记在塞入耳朵前,将耳朵向上向外拉起,然后手持耳塞柄,将耳塞帽体部分轻轻推向外耳道内,但不要用力过猛或插得太深。

3. 若感到隔声不良时,可将耳塞缓慢转动,调到最佳效果位置。若反复调整,效果仍不佳,则应考虑其他型号的耳塞。

4. 取出时轻微、缓慢、旋转拉出,不要用力过猛。

5. 如果你佩戴的是泡沫塑料耳塞,注意将圆柱体搓成锥形体后再塞入耳道,让塞体自行回弹,充塞满耳道中,达到好的隔音效果。而佩戴硅橡胶自行成形耳塞,要分清左右塞,不能弄错。

三、做一做

由于人的外耳道是弯曲的,佩戴耳塞时,应用一只手绕过头后,将耳廓往后上拉,然后用另一只手将耳塞推进去,尽可能地使耳塞体与耳道相贴合。但不要用劲过猛过急或插得太深,自我感觉合适为止。

任务总结

本节课首先介绍了常用听觉器官防护装备中的耳塞、耳罩和防噪声帽的特点,同时学习了防噪音耳塞的使用方法和使用注意事项,最后 3~5 人一组练习正确佩戴耳塞。

任务拓展

耳罩的使用方法及注意事项

1. 使用耳罩时,应先检查罩壳有无裂纹和漏气现象,佩戴时应注意罩壳的方位,顺耳郭的形状戴好。

2. 将连接弓架放在头顶适当位置,尽量使耳罩软垫圈与周围皮肤相互密合。如不合适时,应稍稍移动耳罩或弓架,务必调整到合适位置为止。

无论使用耳塞还是耳罩,均应在进入有噪声车间前戴好,工作中不得随意摘下,以免伤害鼓膜。如摘下,最好休息时或离开车间以后,到安静处再摘掉耳塞、耳罩,让听觉逐渐恢复。

防噪声护耳器的防护效果,不仅取决于用品本身的质量好坏,还有赖于正确掌握使用方法,并养成坚持使用的习惯,才能收到实际效果。

思考与练习

1. 简述常用听觉器官防护装备有哪些。

2. 简述防噪音耳塞的使用方法及注意事项。

3. 练习正确佩戴防噪音耳塞。

任务五　手(臂)、足(腿)部防护装备

任务导入

上海某机械厂结构车间,用数台焊机对产品机座进行焊接,当一名焊工右手合电闸、左手扶焊机时的一瞬间,随即大叫一声,倒在地上,经送医院抢救无效死亡。

事故原因分析

1. 电焊机机壳带电。

2. 焊工未戴绝缘手套及穿绝缘鞋。

3. 焊机接地失灵。

在作业中手是人体最易受伤害的部位。手(臂)和足(腿)部伤害可能导致终生残疾,严重者甚至会失去生命。加强对手(臂)和足(腿)部的防护,正确佩戴手(臂)和足(腿)部防护装备,可以减少作业中对手(臂)和足(腿)部伤害的概率。图4-31所示即为进入施工现场需要穿戴的劳动防护用品。

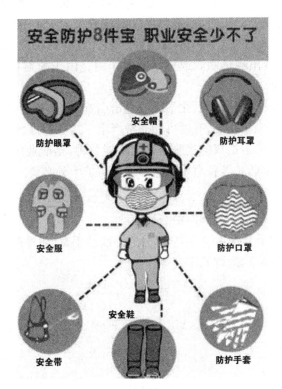

图4-31　进入施工现场需要穿戴的劳动防护用品

本节课学习的任务是了解常见手(臂)和足(腿)部伤害的因素,熟悉手(臂)和足(腿)部防护用品的种类并能够正确佩戴防护产品。

任务分析

一、手(臂)部防护装备

1. 常见的手(臂)部伤害

手部伤害可以归纳为物理性伤害、化学性伤害、机械性伤害和生物性伤害。其中,以机械性伤害最为常见。手的机械性伤害分为闭合性和开放性。前者可波及骨、关节和肌腱,有时还会影响到神经;后者则更加严重,会大量出血并影响其他部位,在治疗上也更为复杂。手部损伤的程度区别很大,视致伤因素和过程而定。

工作中最常见的是割伤和刺伤。轻度割伤只伤及皮肤组织,重度割伤则可伤及其他组织,甚至引起部分或完全断肢,刺伤因伤口中可能有异物存在而更加严重。开放性手部损伤的愈合情况同受伤时手的脏污程度密切相关。一般而言,化工厂、屠宰场、肉类加工厂和革制品厂的损伤极易导致感染并伴随其他并发症。

由于现代工业广泛使用高压喷雾和喷射设备,手部因喷射致伤的事故明显增加。这类情况可见于内燃机、喷漆枪、润滑脂注射枪、塑料注射成型机和某些汽修专用设备等。如果喷射物不是沿切线方向冲击皮肤的话,不会导致皮肤开裂,初期仅仅是刺痛而已,往往不被重视,直到由于局部缺血疼痛加剧时,才会感到严重。有时即便喷射物数量不多引起局部缺血,但经过几天后,也会出现热刺激或化学刺激作用。由于喷射物中含有溶剂,可能引起全身中毒症状。

手部烧伤可由火、赤热体、热气流、化学品或电击引起,致伤程度取决于接触时间、烧伤面积和深度。由于此类伤害频繁出现,有时可能非常严重。接触有毒、刺激性的或者过敏的化学品带来的危害,虽没有外伤,但造成的皮肤损害绝不能忽视,是职业中毒的三大途径之一。因此,在工作中佩戴手(臂)部防护装备对手(臂)部进行防护十分必要。

2. 手部防护用品

手部防护用品主要有防护手套和防护套袖两类。

(1)防护手套。防护手套按用途分类,可分为一次性手套、化学防护手套、绝缘手套、防割手套、耐油手套及耐火阻燃手套、焊工手套等。

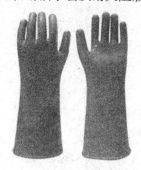
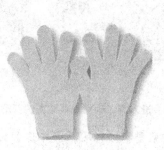
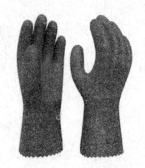

图4-32　绝缘手套　　　　　　图4-33　防割手套　　　　　　图4-34　耐油手套

(2)防护套袖。防护套袖是以保护手上臂的防护用品。主要在进行易污作业如炭黑、染色、油漆及相关卫生工作时戴用。主要产品有:防辐射热套袖、防酸碱套袖。

二、足(腿)部防护装备

1. 常见的足(腿)部伤害

(1)物体砸伤或刺割伤害:这是最常见的伤害因素。在机械工业、冶金工业、建筑工业等生产或施工过程中,常有物体坠落或铁钉、锐利的物品散落在地面上,这样可以砸伤足趾或刺伤足底。

(2)高低温伤害:在冶炼、铸造、金属热加工、焦化、工业炉窑等作业场所,不仅环境气温高,而且还有强辐射热,灼烤足部,灼热的物料喷溅到足面或掉入鞋内引起烧伤(烫伤)。而另一方面,在寒冷地区,特别是在冬季户外施工时,气候温度在零度以下,甚至达到零下二十至零下三十度。足部受到低温的影响,会发生冻伤,降低工作效率。

(3)化学性(酸碱)伤害:在化工厂、造纸厂、有色冶炼、电池生产等作业时,常常接触酸碱溶液,可能发生足部被酸碱灼伤的事故。

(4)触电伤害:是工伤事故中常见的伤害因素,可分为接触电伤害和非接触电伤害两种。前者主要是电流伤害,它可破坏人体内部组织,如心脏、呼吸系统、神经系统等。轻者有针刺感、打击感、出现颤抖、痉挛、血压升高,心律不齐直至昏迷,重者可发生心室颤动,心跳停止,呼吸停止以致死亡。后者主要是电弧伤害,表现为电烙印、电烧伤、皮肤炭化,严重者可深及肌肉、骨骼和内部器官。

(5)静电伤害:静电对人体的伤害主要是引起心理障碍,产生恐惧情绪,可造成手被轧碾在机器内或从高处坠落等二次事故。此外,也可因静电电击造成皮肤烧伤和皮炎,而静电的主要危害是在工业上发生易燃易爆事故。

(6)强迫体位:主要发生在低矮的井下巷道作业,膝部常常弯曲或膝盖着地爬行,造成膝关节发生滑囊炎。

2. 防护鞋(靴)的种类

防护鞋和钢头防护鞋是同一种类,即保护足趾的安全防护鞋。根据工业需求安全鞋可分类为以下几种:PVC 防护安全鞋、户外运动型安全鞋、普通型安全鞋、绝缘安全鞋、矿工安全鞋、防化安全鞋、绝缘防护安全鞋、防滑套安全鞋、运动式安全鞋、耐油工矿安全鞋、防化安全鞋、卫生安全鞋、耐油安全鞋、绝缘安全鞋、耐油胶安全鞋、保暖安全鞋等。

根据安全鞋的功能分类可分为:护趾防砸鞋、防刺穿鞋、绝缘鞋、防静电鞋、导电鞋、炼钢鞋、橡胶鞋、防寒鞋等。

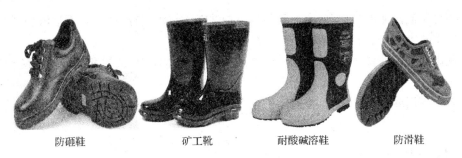

| 防砸鞋 | 矿工靴 | 耐酸碱溶鞋 | 防滑鞋 |

图 4-35 几种常见的防护鞋

任务实施

一、防护手套选用和使用原则

1. 选择的手套应当适合于指定的操作或危险。例如,耐酸碱手套,有耐强酸(碱)的,有只耐低浓度酸(碱)的,耐有机溶剂和化学试剂又各有不同。因此不能乱用,以免发生意外。

2. 穿戴合适的防护装置,培训使用者如何使用和维护手套。

3. 确保使用的手套舒适。

4. 了解所有的警告标志和手套的限制性。

5. 确定手套能使用多长时间,以及是否能重复使用。

6. 使用中不要将污染的手套任意丢弃。

二、防护手套的使用和注意事项

1. 防水、耐酸碱手套使用前应仔细检查,观察表面是否破损,采取简易方法是向手套内吹气,用手捏紧套口,观察是否漏气。

2. 戴手套前要洗净双手,摘掉手套后也要洗净双手,并擦点护手霜以补充天然的保护油脂。

3. 摘取手套一定要注意正确的方法,防止将手套上沾染的有害物质接触皮肤和衣服,造成二次污染。

4. 橡胶、塑料等类手套用后应冲洗干净、晾干,保存时避免高温。

5. 绝缘手套应定期检验电绝缘性,不符合规定的不能使用。

6. 乳胶工业手套只适用于弱酸、浓度不高的硫酸、盐酸和各种盐类,不得接触强氧化酸。

7. 不共用手套,共用手套容易造成交叉感染。

三、防护鞋(靴)的选择和使用

1. 防护鞋(靴)除了须根据作业条件选择适合的类型外,还应合脚,穿起来使人感到舒适,这一点很重要,要仔细挑选合适的防护鞋号。

2. 防护鞋要有防滑的设计,不仅要保护人的脚免遭伤害,而且要防止操作人员被滑倒所引起的事故。

3. 各种不同性能的防护鞋,要达到各自防护性能的技术指标,如脚趾不被砸伤,脚底不被刺伤,绝缘导电等要求。但安全防护鞋不是万能的。

4. 使用防护鞋前要认真检查或测试,在电气和酸碱作业中,破损和有裂纹的防护鞋都是有危险的。

5. 防护鞋用后要妥善保管,橡胶防护鞋用后要用清水或消毒剂冲洗并晾干,以延长使用寿命。

四、做一做

3~5人一组,练习正确穿脱防护手套和防护鞋。

任务总结

本节课首先介绍了常见的手(臂)部、足(腿)部伤害的因素,了解手部防护用品和防护鞋(靴)的种类,同时学习了防护手套和防护鞋(靴)选用及使用原则,最后 3～5 人一组练习正确佩戴手(臂)部、足(腿)部的防护用品。

任务拓展

防护鞋术语

1. 防护鞋(靴)protective shoes(boots)防御劳动中物理、化学和生物等外界因素伤害劳动者的脚及小腿的护品。

2. 防酸碱鞋(靴)acid and alkali resistant shoes(boots)具有防酸碱性能,适合脚部接触酸碱等腐蚀液体的作业人员穿用的鞋(靴)。同义词:耐酸碱鞋(靴)。

3. 防油鞋(靴)oil resistant shoes(boots)具有防油性能,适合脚部接触油类的作业人员穿用的鞋(靴)。同义词:耐油鞋(靴)。

4. 防水胶靴(waterproof rubber boots)具有防水、防滑和耐磨性能,适合工矿企业职工穿用的胶靴。同义词:(工矿胶靴)。

5. 防砸鞋(靴)antisquashy shoes(boots)能防御冲击挤压损伤脚骨的防护鞋。有皮安全鞋和胶面防砸鞋等品种。

6. 防刺穿鞋(puncture proof footwear)防御尖锐物刺穿的防护鞋。

7. 防振鞋(vibration isolation shoes)具有衰减振动性能的防护鞋。

8. 电绝缘鞋(靴)dielectric shoes(boots)能使人的脚部与带电物体绝缘,防止电击的防护鞋。

9. 防静电鞋(antistatic shoes)能及时消除人体静电积聚又能防止 250V 以下电源电击的防护鞋。

10. 导电鞋(conductive shoes)具有良好的导电性能,能在短时间内消除人体静电积聚,只能用于没有电击危险场所的防护鞋。

11. 防热阻燃鞋(靴)heat-resistant and flame-retardant shoes(boots)防御高温、熔融金属火花和明火等伤害的防护鞋。

12. 电热靴(electrothermic boots)利用电能取暖的鞋。

13. 护腿(strap for log)防御腿部遭受打击的用品。

14. 防护鞋罩(protective over-boots)具有防热阻燃或冲击吸收或防酸碱等防护性能的罩鞋用品。

15. 防砸性能(antisquashy properties)防护鞋防御物体冲击和挤压的性能。

16. 防刺穿性能(antipuncture properties)防护鞋防御尖锐物体刺穿的性能。

　　　　　　　　　　　　　思考与练习

　　1. 在生产过程中常见的手(臂)部、足(腿)部伤害有哪些？
　　2. 简述防护手套的选用和使用原则。
　　3. 简述防护鞋(靴)的选择和使用原则。

任务六　躯体防护装备

任务导入

　　某注汽站正在某井进行注汽。值班人员李某巡检注汽井口时,发现井口补偿器卡子漏汽较为严重,于是向值班站长汇报,站长决定立即停炉,并让小李回站穿好隔热服后再回到井口,待停炉后关闭井口生产阀门。因为井口和注汽站的距离较远,李某认为停炉后井口压力下降,不穿隔热服也不会有事,便没回去换隔热服。

　　十几分钟后,接到关井指令,发现井口蒸汽刺漏明显减少,就去关生产阀门,就在快要全部关闭时,突然一股蒸汽猛地喷出,李某反应迅速,往旁边一跳躲了过去,原来出口被关,压力升高导致管线残余蒸汽刺了出来,李某胳膊险些被蒸汽烫到。

　　事故教训

　　按规定穿戴劳动防护用品是保障工作人员安全的必要措施之一,很多伤亡事故都是不穿戴或不正确穿戴劳保用品造成的。在本事件中,李某未听从队长安排,擅自决定不穿隔热防护服进行高温作业,严重违章作业,险些发生伤亡事故。

　　本节课学习的任务是了解引起躯体伤害的因素,熟悉躯体防护用品的种类,掌握防护服的一般穿脱方法。

任务分析

一、引起躯体伤害的因素

1. 高温作业

　　在高气温或同时存在高湿度或热辐射的不良气象条件下进行的劳动,通称为高温作业。这类作业的气象特点是气温高、热辐射强度大,而相对湿度较低,形成干热环境,人在此环境下劳动时会大量出汗,如通风不良,则汗液难于蒸发,就可能因蒸发散热困难而发生蓄热和过热。

　　高温对健康的影响主要表现在以下几个方面：

　　(1) 体温调节障碍,由于体内蓄热,体温升高。

　　(2) 大量水盐丧失,可引起水盐代谢平衡紊乱,导致体内酸碱平衡和渗透压失调。

　　(3) 心律脉搏加快,皮肤血管扩张及血管紧张度增加,加重心脏负担,血压下降。但重体力劳动时,血压也可能增加。

　　(4) 消化道贫血,唾液、胃液分泌减少,胃液酸度减低,淀粉活性下降,胃肠蠕动减慢,造成消化不良和其他胃肠道疾病。

　　(5) 高温条件下若水盐供应不足可使尿浓缩,增加肾脏负担,有时可导致肾功能不全,尿中出现蛋白、红细胞等。

　　(6) 神经系统可出现中枢神经系统抑制,注意力和肌肉的工作能力、动作的准确性和协调性及反应速度的降低等。

　　2. 低温作业

　　国家标准规定,在生产劳动过程中,其工作地点平均气温等于或低于5℃的作业为低温作业。低温作业多见于寒冷季节从事室外作业,需要在低温环境下的操作,如食品和药品生产加工、冬天室内无采暖的情况下工作、冷冻冷藏室或冷库工作。

　　寒冷对人体的有害作用,称为冷损伤。寒冷首先使人感觉不舒适,长时间可能引起人体的暴露部位,例如颜面、耳朵、手和脚发生冷损伤,也就是冻伤。最易发生冻伤的环境温度是在冰点以上的0℃~10℃的潮湿阴冷环境之中。寒冷潮湿的环境使人体皮肤温度降低、血管收缩、血流减少、局部组织缺氧。例如,冻疮开始表现为皮肤红斑或紫红斑、肿胀、感觉有灼热感、皮肤发痒感、严重时出现水泡、皮肤的浅表组织糜烂、感觉疼痛等。冻疮多发于不太冷的低温高湿度地区,例如,沿海地区冬季最为常见。

　　3. 化学药剂

　　生产过程中用到的试剂达到7万多种,其中不乏剧毒物质。这些物质在生产、使用、运输过程中一旦侵入人体即可发生中毒,甚至引发生命危险。

　　4. 电离辐射

　　在电辐射作用下,机体的反应程度取决于电离辐射的种类、剂量、照射条件及机体的敏感性。电离辐射可引起放射病,它是机体的全身性反应,几乎所有器官、系统均发生病理改变,但其中以神经系统、造血器官和消化系统的改变最为明显。电离辐射对机体的损伤可分为急性放射性损伤和慢性放射性损伤。短时间内接受一定剂量的照射,可引起机体的急性损伤,平时见于核事故和放射治疗病人。而较长时间内分散接受一定剂量的照射,可引起慢性放射性损伤,如皮肤损伤、造血障碍、白细胞减少、生育力受损等。另外,辐射还可以致癌和引起胎儿的死亡和畸形。

　　5. 静电危害

　　静电对人体有非常大的危害,会干扰人体血液循环、免疫和神经系统,影响各脏器的正常工作。过多的静电在人体内堆积,可引起脑神经细胞膜电流传导异常,影响中枢神经,从而导致血液酸碱度和机体氧特性的改变,影响机体的生理平衡,使人出现头晕、头痛、烦躁、失眠、食欲不振、精神恍惚等症状。

二、躯体防护用品的种类

　　在现代工业作业环境中,工作人员经常会遇到火焰、高温、熔融金属、腐蚀性的化学品、低温、机械加工以及一些特殊的危险。对于这些危险,需要专用的防护服来保护整个身体。防护服也被称为工作服,分特殊作业工作服和一般作业工作服。一般作业工作服用棉布或化纤织物制作,适于没有特殊要求的一般作业场所使用。特殊工作服按作业环境的需要有防尘防毒服、防化学污染服、防热耐火服、防辐射服、防静电服等。

1. 防尘防毒服

（1）防尘服。适于粉尘作业，一般由从头到肩的风帽或头巾、上下装组成，袖口、裤口及下摆收紧，选用质地密实、表面平滑的透气织物制作。

（2）防毒服。防毒服有密闭型和透气型两种。密闭型是一种送气型防护服，用抗渗透材料制作，由头罩和上下连接的衣服组成，整体结构密闭，清洁空气从头顶送入，从设置在袖口、裤口及其他部位的排气阀排出，服内保持一定的正压，形成穿着者舒适的小气候。送气型防护服能有效地防御毒气尘埃的危害，适于污染危害较严重的场所。

透气型防毒服用纤维活性炭等特殊透气织物制成。袖口、裤口扎紧，能防御一定的毒气、烟雾的危害，适于在污染较轻的场所穿用。

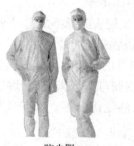
防尘服

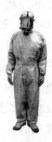
防毒服

图 4-36　防尘防毒服

2. 防化学污染服

防化学污染服有防酸碱服、防油服等，其种类、材料、用途有多种。

（1）橡胶耐酸碱服。橡胶耐酸碱服用含胶量大于 60％，在炼制中加入稳定剂的橡胶布制作，材料不透气。样式有工作服、背带裤、反穿衣、围裙、套袖等。它适于防强酸碱液腐蚀，防酸碱易喷溅的作业。

（2）塑料工作服。塑料工作服用聚氯乙烯膜制作，不透气。样式有工作服、反穿衣、围裙等。它适于防轻度酸碱腐蚀、防水、防油、防低浓度毒物的作业，不耐高温和溶剂。

（3）防酸绸工作服。防酸绸工作服用经化学处理的柞蚕丝、化纤丝织物制作，材料透气。样式有工作服、大褂等。它适于防酸液酸雾腐蚀的作业，抗酸和透气性较好，有一定的防碱防油能力。

（4）合成纤维工作服。合成纤维工作服有合成纤维织物如涤纶、丙纶、氯纶制作，有工作服和大褂等样式。它适于防低浓度酸碱腐蚀的作业，抗渗透性较差。

（5）毛呢耐酸服。毛呢耐酸服用生毛呢制作，材料透气性好，它适于防低浓度酸液酸雾的腐蚀，对酸液有吸附和渗透能力，有隔热御寒作用。

（6）防油工作服。防油工作服有用合成橡胶经硫化制成的，有用聚氨酯布制成的，有用含氟树脂纤维制成的，既有防油也有防水的作用。合成橡胶防油服可耐有机溶剂，聚氨酯防油服也可防有机溶剂，样式有工作服、背带裤和围裙、套袖等。

3. 防热防火工作服

防热工作服适用于高温、高热及强辐射热的作业场所。制作防热工作服的材料要具有阻挡辐射热效率高、导热系数小、阻燃、表面反射率高等性能。它用帆布、石棉和铝膜布等材料制成。

白帆布防热服用天然植物纤维织成的棉帆布、麻帆布制作,具有隔热、飞溅火星及熔融物易弹落、耐磨、扯断强度大和透气性好等特点。

石棉防热服用含少量棉纤维的石棉布制作,对辐射热有很强的遮挡效率,但石棉对人体有害,使用时须注意不要吸入体内。熔融金属作业的工人常用石棉的护腿和围裙。

铝膜布防热服是在基布上镀铝或用铝化纤维制成的,适合于熔炼炉抢修、火场抢救等极高温度的作业。铝膜呈银白色,反射率高,里衬起隔热作用,耐老化防火,但透气性差。

4. 其他特殊工作服

(1)防寒服。防寒服具有良好的保温性,导热系数小,外表面吸热效率高,一般用天然植物、动物皮毛羽绒或化纤作填充物。普通的棉、皮防寒服保温性能好,而化纤的防寒服重量轻,也在室外作业的人员中流行起来。

(2)防水服。防水服有胶布雨衣,用防水胶布裁制,氯丁胶粘合而成,分单双面胶,有雨衣、雨披等。适于有喷淋水、雨天作业;下水衣适用于下水道、涵洞、水产捕捞等涉水作业;水产服耐海水和日晒,适于水产捕捞、养殖加工等作业。

(3)防辐射服。防辐射服分为防放射服和防微波服两种。防辐射服用于接触放射性作业的人员,防御外照射和放射性尘粒污染产生的危害。根据放射线的性质和剂量有以下几种:

① 白布防护服用漂白细布制作,是进入放射性作业区的基本防护服,具有对放射性透过率低、吸着量少、透气、污染易清洗特点。

② 无纺布防护服是一次性穿着服装,适于在低能量辐射下使用。

③ 塑料防护服用聚乙烯或氯乙烯膜经高频焊接而成,是一种罩在基本防护服外的附加防护服,耐一定浓度的酸碱和油污,常用于维修或抢救等作业。

④ 含铅防护服用含铅橡胶或塑料制作,适用接触 X、γ 射线的人员。

防微波服应用屏蔽和吸收的原理,用金属布或镀金属布等制成,衰减或消除作用于人体的电磁量,可以防止大功率雷达和类似场所的电磁辐射对人体产生的有害生理作用。

(4)导电防护服。导电防护服有防静电服和等电位均压服两种。

① 防静电服用于产生静电聚集的作业场所,可消除服装及人体带电。一类用导线纤维布制作,有铜丝、铝丝等,其作用是与带电体接触时,能在导电纤维周围形成较强的电场,发生电晕放电,使静电中和,导电纤维越细,防静电效果越好;另一类用抗静电剂浸涂纤维织物,由涤纶、涤棉布等制作。

② 等电位均压服是用金属丝制作的,是带电高压作业的必备安全用品。目前生产的均压服仅限于 220kV 级以下的带电作业,均压服表面电阻率规定从头到脚不大于 10 Ω,使用时避免表面氧化及金属丝折断。

5. 其他防护服

醒目工作服适合于从事公共事业的人员,如警察、消防队员、清洁工人等。在交通拥挤的地方,醒目工作服可帮助他们避免车祸等危险。水上救生衣用浮力救生,有泡沫塑料救生衣、充气救生衣、木棉救生衣。此外,还有加压充氧服、夜间工作服等。

任务实施

一、防护服的一般穿脱方法

1. 防护服穿着前准备

防护服穿着前一定要做足检查工作,不能单凭个人经验,否则可能造成严重的安全事故。

(1) 防护服的防护等级及性能与使用场合需求的性能一致。

(2) 防护服尺码确认。穿着前要确认防护服的尺码是否适合自己的尺码,太大或太小都会造成工作过程中行动不便或意外挂坏、撕裂。

(3) 检查防护服的整体完整性。如防护服表面有无污染、缝线处有无开裂等。去除尖利物,把没有必要的钥匙、尖锐物的挂件从身上取下来,以免在工作中造成防护服的损坏。

(4) 如果是 A 级全封闭防化服,需要定期使用专业的气密性检测仪进行气密性检测,以便在应急情况下及时使用。

2. 穿防护服方法

防护服的穿着要遵循一定的次序,这样可以保证防护服穿着的正确、快速,在工作中发挥防护服的效用,而且为使用后安全地脱下打下基础。

(1) 将防化工作服展开(头罩对向自己,开口向上);

(2) 撑开防化工作服的颈口、胸襟,两腿先后伸进裤内,穿好上衣,系好腰带;

(3) 戴上防毒面具后,第一时间检测防毒面具密闭性,确认无误后扎好防护服胸襟、系好颈扣带;

(4) 戴上防护手套放下外袖并系紧。

为了提高整套防护服的密闭性,可以在开口处(如门襟、袖口、裤管口、面罩和防护服连帽接口)加贴胶带。为了增强手部的防护可以选择戴两层手套等。在整个过程中要尽量防止防护服的内层接触到外部环境,以免防护服在一开始就受到污染。

3. 脱防护服方法

脱下防护服应遵循的原则是安全地脱下防护服,不对人体和环境造成污染。在脱下化学防护服前一定要进行必要的清洗去污。防护服的清洗去污,主要是为了保证作业人员在安全地脱掉防护服的同时不被防护服表面的有毒害物质伤害或环境造成污染。洗消除污后,脱下化学防护服也需要遵循一定的程序。

(1) 自下而上解开各系带;

(2) 脱下头罩,拉开胸襟至肩下,脱手套时,两手缩进袖口内并抓住内袖,两手背于身后脱下手套和上衣;

(3) 再将两手插进裤腰往外翻,脱下裤子;

(4) 卸下空气呼吸器,摘下防毒面罩。

4. 穿脱防护服注意事项

在工作的过程中,要注意化学防护服被化学物质持续污染时,必须在其规定的防护时间内更换。若化学防护服发生破损,应立即更换。

(1) 对气密性防护服或密封性很好的非气密性防护服,由于处于相对隔离的空间工作,建议遵循两人伴行的原则,即至少两人一起进入工作区域,以备在万一发生状况时可以及时救助。

（2）化学防护服面料可以提供数小时的有效防护,但是如果在佩戴空气呼吸器的时候,工作时间受空气呼吸器的工作时间决定。要注意空气呼吸器的有效使用时间,要在气瓶用完之前提前更换。并且在计算有效工作时间时,应当考虑行走和更换装备所占的时间。

（3）在脱下防护手套前要尽量避免接触防护服的外表面,手套脱下后要尽量接触防护服的内表面,防护服脱下后应当是内表面朝外,将外表面和污染物包裹在里面,避免污染物接触到人体和环境。脱下的防护用品要集中处理,避免在此过程中扩大污染。

二、做一做

3～5人一组练习正确穿脱防护服。

任务总结

本节课首先介绍了引起躯体伤害的因素,同时学习了躯体防护用品的种类和特点,同时详细讲解了防护服的一般穿脱方法和使用注意事项,最后3～5人一组练习正确穿脱防护服。

任务拓展

特殊防护服的名词术语

1. 森林防火服

是专门为森林消防队员在灭火时,为防御火焰、炙热物体、高热和高温等伤害,保护人体安全用的特种防护服。

2. 劳保羽绒服

是以羽绒为保暖充填层的防寒工作服。

3. 中子辐射工作服

主要有防中子辐射纤维制成。

4. 射频辐射工作服

是指在生产过程可能产生的微波辐射和高频电磁辐射。

5. 防砸背甲

用于防止外来物撞击伤害人体背、腰部的一种甲板式个人防护用品。

6. 无纺布防化（毒）服

是用无纺布材料制成。

7. 医用防护服

是用于医护人员、环卫有毒人员等在医疗、卫生防疫、公共卫生突发事件中为预防病菌、病毒感染微生物的个人防护装备。

思考与练习

1. 简述引起躯体伤害的因素有哪些。
2. 简述躯体防护用品的种类。
3. 简述防护服的一般穿脱方法及使用注意事项。
4. 练习正确穿脱防护服。

任务七 防坠落装备

任务导入

某厂脱硝改造工作中,作业人员王某和周某站在空气预热器上部钢结构上进行起重挂钩作业,2人在挂钩时因失去平衡同时跌落。周某安全带挂在安全绳上,坠落后被悬挂在半空;王某未将安全带挂在安全绳上,从标高24 m坠落至5 m的吹灰管道上,抢救无效死亡。

事故原因分析

1. 高处作业未将安全带挂在安全绳上;
2. 工作负责人不在现场,失去监护。

本节课学习的任务是熟悉常用防坠落用品的种类,同时掌握防坠落防护用品的使用及维护。

任务分析

一、常用防坠落用品的种类

防坠落用品主要包括安全带、安全网及其他防护用品。

1. 高空作业安全带

高空作业安全带又称全身式安全带或五点式安全带,新国标 GB 6095—2009 规定材质需使用涤纶及更高强度的织带加工而成的。全身式安全带是高处作业人员预防坠落伤亡的防护用品,是由带体、安全配绳、缓冲包和金属配件组成,总称坠落悬挂安全带。如图4-37所示。

高空作业安全带的用途及优点:

(1) 围杆类作业带:适用于外线电工、电信工人作业、电线维修等相似工种。

(2) 防坠落安全带:电器安装和维修等高空作业用。

(3) 五点式安全带:可适应各类作业,包括围杆作业、坠落悬挂、垂直作业等。

(4) 安全带优点:强度大、耐磨、耐用、耐霉烂、耐酸碱,简易轻便,安全适用。

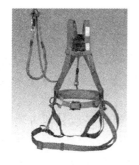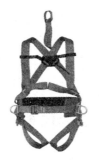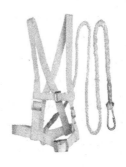

图 4‑37　几种常见的安全带

2. 安全网

安全网是在高空进行建筑施工、设备安装或技艺表演时,在其下或其侧设置的起保护作用的网,以防因人或物件坠落而造成事故。安全网用来防止人和物坠落,或用来避免、减轻坠落及物击伤害的网具。安全网一般由网体、边绳、系绳等构件组成。

网体由网绳编结而成,具有菱形或方形的网目。编结物相邻两个绳结之间的距离称为网目尺寸;网体四周边缘上的网绳,称为边绳。安全网的尺寸(公称尺寸)即由边绳的尺寸而定,把安全网固定在支撑物上的绳,称为系绳。此外,凡用于增加安全网强度的绳,则统称为筋绳。安全网的材料,要求其比重小、强度高、耐磨性好、延伸率大和耐久性较强。此外,还应有一定的耐气候性能,受潮受湿后其强度下降不太大。安全网以化学纤维为主要材料。同一张安全网上所有的网绳,都要采用同一材料,所有材料的湿干强力比不得低于 75%。通常,多采用维纶和尼龙等合成化纤作网绳。不论用何种材料,每张安全网的重量一般不宜超过 15 kg,并要能承受 800 N 的冲击力。

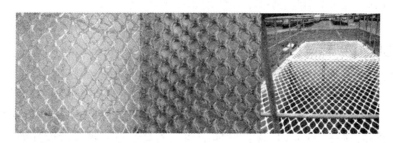

图 4‑38　几种常见的安全网

3. 其他防坠落器具

防坠落器具还有井下作业的三脚架救生系统、高楼清洗安全吊板、救生缓降器、简易救生缓降带、救生梯、逃生软梯、简易逃生伞等设备。

任务实施

一、防坠落防护用品的使用及维护

1. 安全带的使用规范

为了防止作业者在某个高度和位置上可能出现的坠落,作业者在登高和高处作业时,必须系挂好安全带。安全带的使用和维护有以下几点要求：

（1）思想上必须重视安全带的作用。无数事例证明,安全带是"救命带"。可是有少数人觉得系安全带麻烦,上下行走不方便,特别是一些小活、临时活,认为"有扎安全带的时间活都干完了"。殊不知,事故发生就在一瞬间,所以,高处作业必须按规定要求系好安全带。

（2）使用前要检查各部位是否完好无损。

（3）高处作业如无固定挂处,应采用适当强度的钢丝绳或采取其他方法悬挂。禁止挂在移动或带尖锐棱角或不牢固的物件上。

（4）高挂低用。将安全带挂在高处,人在下面工作就叫高挂低用。它可以使有坠落发生时的实际冲击距离减小。与之相反的是低挂高用。因为当坠落发生时,实际冲击的距离会加大,人和绳都要受到较大的冲击负荷。所以,安全带必须高挂低用,杜绝低挂高用。

（5）安全带要拴挂在牢固的构件或物体上,要防止摆动或碰撞,绳子不能打结使用,钩子要挂在连接环上。

（6）安全带绳保护套要保持完好,以防绳被磨损。若发现保护套损坏或脱落,必须加上新套后再使用。

（7）安全带严禁擅自接长使用。如果使用 3m 及以上的长绳时必须要加缓冲器,各部件不得任意拆除。

（8）安全带在使用后,要注意维护和保管。要经常检查安全带缝制部分和挂钩部分,必须详细检查捻线是否发生裂断和残损等。

（9）安全带不使用时要妥善保管,不可接触高温、明火、强酸、强碱或尖锐物体,不要存放在潮湿的仓库中保管。

（10）安全带在使用两年后应抽验一次,频繁使用应经常进行外观检查,发现异常必须立即更换。定期或抽样试验用过的安全带,不准再继续使用。

2. 安全网的使用要求及使用规范

（1）安全网的使用要求。① 网的检查内容包括:网内不得存留建筑垃圾,网下不能堆积物品,网身不能出现严重变形和磨损,以及是否会受化学品与酸、碱烟雾的污染和电焊火花的烧灼等。② 支撑架不得出现严重变形和磨损,其连接部位不得有松脱现象。网与网之间及网与支撑架之间的连接点亦不允许出现松脱。所有绑拉的绳都不能使其受严重的磨损或有变形。③ 网内的坠落物要经常清理,保持网体洁净。还要避免大量焊接或其他火星落入网内,并避免高温或蒸汽环境。当网体受到化学品的污染或网绳嵌入粗砂粒或其他可能引起磨损的异物时即须进行清洗,洗后使其自然干燥。④ 安全网在搬运中不可使用铁钩或带尖刺的工具,以防损伤网绳。网体要存放在仓库或专用场所,并将其分类、分批存放在架子上,不允许随意乱堆。对仓库要求具备通风、遮光、隔热、防潮、避免化学物品的侵蚀等条件。在存放过程中,亦要求对网体作定期检验,发现问题,立即处理,以确保安全。

（2）安全网的使用规范。① 高处作业部位的下方必须挂安全网,当建筑物高度超过 4 m 时,必须设置一道随墙体逐渐上升的安全网,以后每隔 4 m 再设一道固定安全网,在外架、桥式架的上、下对孔处都必须设置安全网。安全网的架设应里低外高,支出部分的高低差一般在 50 cm 左右;支撑杆件无断裂、弯曲;网内缘与墙面间隙要小于 15 cm;网最低点与下方物体表面距离要大于 3 m。安全网架设所用的支撑,木杆的小头直径不得小于 7 cm,竹竿小头直径不得小于 8 cm,撑杆间距不得大于 4 m。② 使用前应检查安全网是否有腐蚀及损坏情况。施工中要保证安全网完整有效、支撑合理,受力均匀,网内不得有杂物。搭接要严密牢靠,不得有缝隙,搭设的安全网,不得在施工期间拆移、损坏,必须到无高处作业时方可拆除。因施工需要暂拆除已架设的安全网时,施工单位必须通知、征求搭设单位同意后方可拆除。施工结束必须立即按规定要求由施工单位恢复,并经搭设单位检查合格后,方可使用。③ 要经常清理网内的杂物,在网的上方实施焊接作业时,应采取防止焊接火花落在网上的有效措施,网的周围不要有长时间严重的酸碱烟雾。④ 安全网在使用时必须经常地进行检查并有跟踪使用记录,不符合要求的安全网应及时处理。安全网在不使用时必须妥善地存放、保管,防止受潮发霉。新网在使用前必须查看产品的铭牌,首先看是立网还是平网,立网和平网必须严格地区分开,立网绝不允许当平网使用,架设立网时,底边的系绳必须系结牢固。若是旧网在使用前应做试验,并有试验报告书,试验合格的旧网才可以使用。

二、做一做

3~5 人一组,练习正确佩戴安全带。

任务总结

本节课首先介绍了常用防坠落用品的种类及各自特点,同时学习安全带和安全网的使用规范和使用注意事项,最后 3~5 人一组练习正确佩戴安全带。

任务拓展

常见不正确使用安全带的行为:

1. 双控安全带系在腰部。(一旦发生高处坠落,坠落者腰部易受损伤)
2. 在高空作业时,只使用安全带,不使用安全绳。
3. 在作业转移时,为图方便,安全带及安全绳都不使用。
4. 安全带低挂高用。
5. 作业人员在附件安装分项工程中,下瓷瓶卡导线时,安全绳扣在横担上,而安全带扣在导线上。
6. 为图转移方便,安全绳过长。

思考与练习

1. 简述常用防坠落用品的种类及各自特点是什么。
2. 简述安全带的使用规范。
3. 简述安全网的使用规范。
4. 练习正确佩戴安全带。

项目五　急救与避险

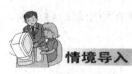

情境导入

　　生活中经常会有各种各样的突发危险情况,如何在遇到这些情况下尽可能最大程度的保护好自己与身边的人,这些急救知识对我们每个人都相当重要。

　　由于心跳呼吸的突然停止,使得全身重要脏器发生缺血缺氧,尤其是大脑,一旦缺氧4～6分钟,脑组织即发生损伤,超过10分钟即发生不可逆的损害。心跳停止时间愈长,进行复苏就愈加困难,成功希望也就愈小。"第一目击者"的现场救护是急救成功的基础。美国已有数千万人接受现场救护训练,有效的急救方法的实施,使心脏骤停者生还机会达25％～43％。

　　本项目《急救与避险》将会帮助大家了解突发情况的避险与急救、互救,相信今后在遇到相应情况时,会有很大帮助。

本项目内容结构

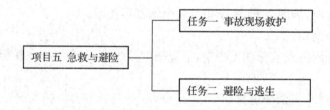

学习目标

1. 掌握现场心肺复苏技术;
2. 掌握止血、包扎、固定及搬运的适应症,用物准备及具体的操作方法;
3. 掌握比较常用的发生火灾、地震和毒气泄漏时的避险与逃生方法。

任务一　现场急救

任务导入

一大型货车在行驶中突然完全失控,在撞倒中心隔离墩后驶入对面方向的车道,与一辆满载乘客的中巴车迎面相撞,并双双坠入路基下 3 米的水塘,部分乘客被抛出车窗外而落水。

1. 车祸现场目击者应如何紧急呼救?

2. 如何快速判断危重伤病员的情况?

3. 现场救护中需遵循哪些原则?

4. 一伤员被从水中救起后不省人事,检查无呼吸、颈动脉搏动消失,应如何施救? 怎样判断施救效果?

5. 一伤员头颈部受伤,颈后疼痛、活动受限,躯体被卡在变形的车座之间,在救出该伤员的过程中应重点注意什么问题? 如何正确搬运此类伤病员?

任务分析

(1) 立即拨打"120"急救电话以启动紧急救援系统;以简洁的语言清晰地告知事故的确切地点,指出周围明显标记和最佳路径;说明事故原因、现场情况及其严重程度、伤病员人数及存在的危险、现场已采取的救护措施等;告知现场联系电话和联系人。呼救同时迅速展开现场急救。

(2) 应立即评估事故原因、现场环境,并快速评估危重伤病情况。主要从意识、气道、呼吸、循环等几方面的快速评估以判断危重伤病情况,及时发现危及生命的伤病状况以利于尽早施救。

(3) 先排险后施救;先重伤后轻伤;先施救后运送;急救与呼救并重;转送与监护急救相结合;紧密衔接、前后一致。

(4) 立即实施徒手心肺复苏术,如有条件应及早除颤。复苏有效的指征:心跳恢复,可触及大动脉搏动;面色(口唇)由紫绀转为红润;出现自主呼吸(规则或不规则),或由机械通气呼吸恢复正常,$SpO_2 > 95\%$;瞳孔由大变小,并有对光反应或眼球活动。

(5) 重点注意保护颈部,避免引起或加重脊髓损伤。搬运及转送过程中予以颈部制动,最好使用颈托以保护颈椎,保持脊柱轴线稳定。应采取三人或多人搬运法,使头部、躯干成直线位置,严防颈部前屈或扭转。使用硬质担架,避免颠簸,勿摇动伤者的身体。

任务实施

学生 4 人一组,在安全救护实验室开展急救训练。

现场救护的步骤

一、判断意识

先在伤病员耳边高声呼唤"您还好吗?"再轻拍伤病员的面颊或双肩,婴儿拍击足跟或掐捏其上臂。如果伤病员对呼唤、轻拍无反应,婴儿不能哭泣,可判断其意识丧失。

二、高声呼救

当判断伤病员意识丧失,应高声呼救"快来人啦""救命啊"以寻求他人帮助,自己或请他人拨打"120"急救电话。

拨打急救电话需报告的内容:

(1) 现场联系电话与姓名(包括报告人与伤病员),伤病员性别、年龄。

(2) 现场确切地点(指出附近显著标志)。

(3) 伤病员目前最危重的情况(如昏倒、呼吸困难、出血等)。

(4) 说明事故简况(伤害性质、严重程度、伤病人数)。

(5) 现场所采取的救护措施。

注意:在征得"120"人员同意后方可挂断电话。

三、现场急救

1. 人工呼吸操作方法

(1) 适应现场。人工呼吸适用于触电休克、溺水、有害气体中毒、窒息或外伤窒息等引起的呼吸停止、假死状态者。如果呼吸停止不久大都能通过人工呼吸抢救过来。

(2) 准备工作。在施行人工呼吸前,先要将伤员运送到安全、通风良好的地点,将伤员领口解开,放松腰带,注意保持体温。腰背部要垫上软的衣服等。应先清除口中脏物,把舌头拉出或压住,防止堵住喉咙,妨碍呼吸。各种有效的人工呼吸必须在呼吸道畅通的前提下进行。

(3) 方法步骤。常用的方法有口对口吹气法、仰卧压胸法和俯卧压背法 3 种。

① 口对口吹气法。操作前使伤员仰卧,救护者在其头的一侧,一手托起伤员下颌,并尽量使其头部后仰,另一手将其鼻孔捏住,以免吹气时,从鼻孔漏气;自己深吸一口气,紧对伤员的口将气吹入,造成伤员吸气(如图 5-1 所示)。然后,松开捏鼻的手,并用一手压其胸部以帮助伤员呼气。如此有节律地、均匀地反复进行,每分钟应吹气 14～16 次。注意吹气时切勿过猛、过短,也不宜过长,以占一次呼吸周期的 1/3 为宜。

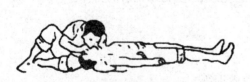

图 5-1　口对口吹气人工呼吸法

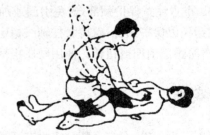

图 5-2　仰卧压胸人工呼吸法

② 仰卧压胸法。让伤员仰卧,救护者跨跪在伤员大腿两侧,两手拇指向内,其余四指向外伸开,平放在其胸部两侧乳头之下,借上半身重力压伤员胸部,挤出伤员肺内空气;然后,救护

者身体后仰,除去压力,伤员胸部依其弹性自然扩张,使空气吸入肺内。如此有节律地进行,要求每分钟压胸16～20次(如图5-2所示)。

此法不适用于胸部外伤或SO_2和NO_2中毒者,也不能与胸外心脏按压法同时进行。

③ 俯卧压背法。此法与仰卧压胸法操作法大致相同,只是伤员俯卧,救护者跨跪在伤员大腿两侧(如下图5-3所示)。因为这种方法便于排出肺内水分,因而此法对溺水急救较为适合。

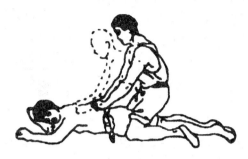

图5-3　俯卧压背人工呼吸法

2.心脏复苏操作方法

(1) 适应现场。各种原因造成的心跳骤停者。

(2) 准备工作。在施行心脏复苏前,先要将伤员运送到安全、通风良好的地点,将伤员领口解开,放松腰带,注意保持体温。

(3) 方法步骤。心脏复苏操作主要有心前区叩击术和胸外心脏按压术两种方法。

① 心前区叩击术。心脏骤停后立即叩击心前区,叩击力中等,一般可连续叩击3～5次,并观察脉搏、心音。若恢复则表示复苏成功;反之,应立即放弃,改用胸外心脏按压术。操作时,使伤员头低脚高,施术者以左手掌置其心前区,右手握拳,在左手背上轻叩。如图5-4所示。

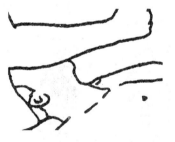
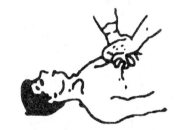

图5-4　心前区叩击图　　　　　图5-5　心脏按压图

② 胸外心脏按压术。在胸外心脏按压前,应先做心前区叩击术,如果叩击无效,应及时改为胸外心脏按压。其操作方法是:首先将伤员仰卧于木板或地上,解开其上衣和腰带,脱掉其鞋袜。救护者位于伤员左侧,手掌面与前臂垂直,一手掌面压在另一手掌面上,使双手重叠,置于伤员胸骨三分之一处(其下方为心脏)(如图5-5所示),以双肘和臂肩之力有节奏地、冲击式地向脊柱方向用力按压,使胸骨压下陷5～6 cm(有胸骨下陷的感觉就可以了);按压后,迅速抬手使胸骨复位,以利于心脏的舒张。按压次数,以每分钟100～120次为宜。按压过快,心脏舒张不够充分,心室内血液不能完全充盈;按压过慢,动脉压力低,效果也不好。

(4) 注意事项。① 按压的力量应因人而异;对身强力壮的伤员,按压力量可大些;对年老体弱的伤员,力量宜小些。按压的力量要稳健有力,均匀规则,重力应放在手掌根部,着力仅在胸骨处,切勿在心尖部按压,同时注意用力不能过猛,否则可致肋骨骨折,心包积血或引起气胸等。② 胸外心脏按压与口对口吹气应同时施行，一般每按压心脏 30 次，做口对口吹气 2 次，如 1 人同时兼作此两种操作，则每按压心脏 30 次，较快地连续吹气 2 次。③ 按压显效时，可摸到颈总动脉、股动脉搏动，散大的瞳孔开始缩小，口唇、皮肤转为红润。

　　3. 止血操作方法

　　(1) 适应现场。各种原因造成的人体各部位出血。

　　(2) 方法步骤。成人的血量约为 4 500 mL～5 000 mL；以重量计，约相当于体重的 1/13，若出血量达 1 000 mL 以上，则生命就有危险。在现场救护出血伤员，需迅速采用暂时止血法，以免失血过多，导致伤员失血性休克，甚至死亡。

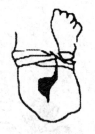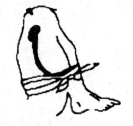

图 5-6　加垫屈肢止血法

　　止血方法有以下几种：① 加垫屈肢止血法。当前臂和小腿动脉出血不能制止时，如果没有骨折和关节脱位，则可采用加垫屈肢止血法止血。在肘窝处或膝窝处放入叠好的毛巾或布卷，然后屈肘关节或屈膝关节，再用绷带或宽布条等将前臂与上臂或小腿与大腿固定（如图 5-6 所示）。

　　② 指压止血法。如图 5-7 所示，即在伤口附近靠近心脏一端的动脉处，用拇指压住出血的血管，以阻断血流。此法可作为四肢大出血的暂时性止血措施；在指压止血的同时，应立即寻找材料，准备换用其他止血方法。

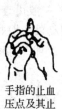

手指的止血　　手掌的止血　　前臂的止血　　肱骨动脉止血
压点及其止　　压点及其止　　压点及其止　　压点及其止
血区域　　　　血区域　　　　血区域　　　　血区域

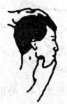

下肢骨动脉止　　前头部止血　　后头部止血　　面部止血压点
血压点及其止　　压点及其止　　压点及其止　　及其止血区域
血区域　　　　血区域　　　　血区域

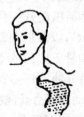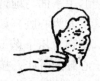

锁骨下动脉止血　　　　　颈动脉止血压
压点及其止血区域　　　　点及其止血区域

图 5-7　不同部位的指压止血示意图

③ 止血带止血法。当上肢或下肢大出血时,可就地取材,使用胶管或止血带等,压迫出血伤口的近心端进行止血。

使用方法:

1）在伤口近心端上方先加垫;

2）急救者左手拿止血带,上端留 5 寸,紧贴加垫处;

3）右手拿止血带长端,拉紧并环绕伤肢伤口近心端上方两周,然后将止血带交左手用中、食指夹紧;

4）左手中、食指夹止血带,顺着肢体下拉成环;

5）将上端一头插入环中拉紧固定（如图 5-8 所示）;

6）上肢出血时,止血带应扎在上臂的上 1/3 处,下肢出血时,应扎在大腿的中下 1/3 处。

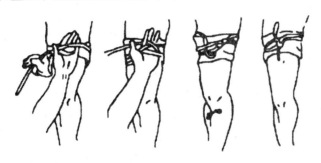

图 5-8 止血带止血法

注意事项:

1）扎止血带前,应先将伤肢抬高,防止肢体远端因瘀血而增加失血量。

2）扎止血带时要有衬垫,不能直接扎在皮肤上,以免损伤皮下神经。

3）前臂和小腿不适于扎止血带,因其均有两根平行的骨干,骨间可通血流,所以止血效果差。但在肢体离断后的残端可使用止血带,应尽量扎在靠近残端处。

4）禁止扎在上臂的中段,以免压伤桡神经,引起腕下垂。

5）止血带的压力要适中,即达到阻断血流又不损伤周围组织为度。

6）止血带止血持续时间一般不超过 1h,太长会导致肢体坏死,太短会使出血、休克进一步恶化。因此,使用止血带的伤员必须配有明显标志,并准确记录开始扎止血带的时间,每 0.5~1 h 缓慢放松一次止血带,放松时间为 1~3 min,此时可抬高伤肢压迫局部止血;再扎止血带时应在稍高的平面上绑扎,不可在同一部位反复绑扎。使用止血带以不超过 2 h 为宜,应尽快将伤员送到医院救治。

④ 加压包扎止血法。此法主要适用于静脉出血的止血。其做法是:首先将干净的纱布、毛巾或布料等盖在伤口处,然后用绷带或布条适当加压包扎,即可止血。压力的松紧度以能达到止血而不影响伤肢血液循环为宜。

4. 包扎操作方法

（1）适应现场。各种原因造成的伤口和创面,创伤的症状表现为破损、裂口、出血。包扎是一般皮肤伤所需的现场救护方法,它具有固定敷料、夹板位置、止血和托扶受伤肢体的作用,当皮肤、肌肉出现擦、裂伤时,应立即避免伤口继续污染,减轻痛苦;以减少继发性损伤,也便于将伤员运送到医院。

（2）准备工作。① 急救包内装有洁净的厚棉垫,背部固定有两条布带,使用时取出,打开棉垫盖在伤口上环绕肢体打结即可。② 胶布也叫橡皮膏，用来固定纱布和绷带。③ 绷带用于四肢和颈部的包扎。④ 三角巾用于全身各部位的包扎。⑤ 四头带多用于头部、鼻、下颌、前额的包扎。

现场没有上述材料时，可就地取材，用毛巾、手帕、衣服等代替。

（3）方法步骤。

① 布条包扎法

1）环形包扎法。该法适用于头部、颈部、腕部及胸部、腹部等处，将布条作环行重叠缠绕肢体数圈后即成。

2）螺旋包扎法。该法用于前臂、下肢和手指等部位的包扎。先用环形法固定布条的起始端，然后把布条逐渐地斜旋上缠或下缠，每圈压前圈的一半或 1/3，呈螺旋形，布条的尾部在原位上缠 2 圈后予以固定。

3）螺旋反折包扎法。该法多用于粗细不等的四肢包扎。开始先做螺旋形包扎，待到渐粗的地方，以一手拇指按住布条上面，另一手将布条自该点反折向下，并遮盖前圈的一半或 1/3。各圈反折须排列整齐，反折头不宜在伤口和骨头突出部分。

4）"8"字包扎法。该法多用于关节处的包扎。先在关节中部环形包扎两圈，然后以关节为中心，从中心向两边缠，一圈向上，一圈向下，两圈在关节屈侧交叉，并压住前圈的 1/2。

② 毛巾包扎法

1）头顶部包扎法。先将毛巾横盖于头顶部，包住前额，两角拉向头后打结，两后角拉向下颌打结（如下图 5-9）。或者是毛巾横盖于头顶部，包住前额，两前角拉向头后打结，然后两后角向前折叠，左右交叉绕到前额打结。如毛巾太短可接带子。

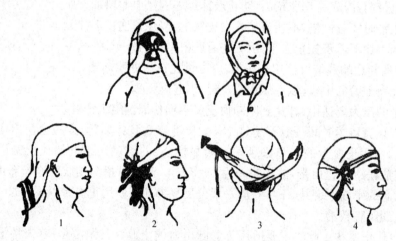

图 5-9　头顶部毛巾包扎法

2）面部包扎法。将毛巾横置，盖住面部，向后拉紧毛巾的两端，在耳后将两端的上、下角交叉后分别打结，眼、鼻、嘴处剪洞。

3）下颌包扎法。将毛巾纵向折叠成四指宽的条状，在一端扎一小带，毛巾中间部分包住下颌，两端上提，小带经头顶部在另一侧耳前与毛巾交叉，然后小带绕前额及枕部与毛巾另一端打结。

4）肩部包扎法。单肩包扎时，毛巾斜折放在伤侧肩部，腰边穿带子在上臂固定，叠角向上折，一角盖住肩的前部，从胸前拉向对侧腋下，另一角向上包住肩部，从后背拉向对侧腋下打结。

5）胸部和背部包扎法。全胸包扎时，毛巾对折，腰边中间穿带子，由胸部围绕到背后打结固定。胸前的两片毛巾折成三角形，分别将角上提至肩部，包住双侧胸，两角各加带过肩到背后与横带相遇打结。背部包扎与胸部包扎法相同。

6）腹部包扎法。将毛巾斜对折，中间穿小带，小带的两部拉向后方，在腰部打结，使毛巾盖住腹部。将上、下两片毛巾的前角各扎一小带，分别绕过大腿根部与毛巾的后角在大腿外侧打结。臀部包扎与腹部包扎法相同。

（4）注意事项：

① 在包扎时，应做到动作迅速敏捷不可触碰伤口，以免引起出血、疼痛和感染。

② 不能用污水冲洗伤口。伤口表面的异物（如煤块、矸石等）应去除，但深部异物须由医院处理，防止重复感染。

③ 包扎动作要轻柔、松紧度要适宜，不可过松或过紧，结头不要打在伤口上，应使伤员体位舒适，绷扎部位应维持在功能位置。

④ 脱出的内脏不可纳回伤口，以免造成体腔内感染。

⑤ 包扎范围应超出伤口边缘 5 cm～10 cm。

5. 骨折固定操作方法

（1）适应现场。各种原因造成的人体部位骨折，以减轻伤员的疼痛，防止因骨折端移位而刺伤邻近组织、血管、神经，也是防止创伤休克的有效急救措施，也便于将伤员运送到医院。

（2）准备工作。在施行骨折固定前，应使用夹板、绷带、三角巾、棉垫等物品。手边没有时，可就地取材，如树枝、木板、木棍、硬纸板、塑料板、衣物、毛巾等均可代替。

（3）方法步骤。

① 上臂骨折。于患侧腋窝内垫以棉垫或毛巾，在上臂外侧安放垫衬好的夹板或其他代用物，绑扎后，使肘关节屈曲 90°，将患肢捆于胸前，再用毛巾或布条将其悬吊于胸前。如图5-10所示。

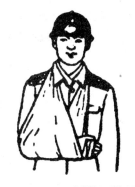 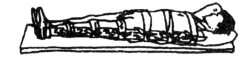

图 5-10　上臂骨折固定法　　　　　　图 5-11　大腿骨折固定法

② 大腿骨折。用长木板放在患肢及躯干外侧，半髋关节、大腿中段、膝关节、小腿中段、踝关节同时固定。如图 5-11 所示。

③ 小腿骨折。用长、宽合适的木夹板 2 块，自大腿上段至踝关节分别在内外两侧捆绑固定。

④ 骨盆骨折。用衣物将骨盆部包扎住，并将伤员两下肢互相捆绑在一起，膝、踝间加以软垫，曲髋、曲膝。要多人将伤员仰卧平托在木板担架上。有骨盆骨折者，应注意检查有无内脏

损伤及内出血。

⑤ 锁骨骨折。以绷带作"∞"形固定,固定时双臂应向后伸。

（4）注意事项。

① 在进行骨折固定时,必要时也可将受伤肢体固定于伤员健侧肢体上,如下肢骨折可与健侧绑在一起,伤指可与邻指固定在一起。若骨折断端错位,救护时暂不要复位,即使断端已穿破皮肤露在外面,也不可进行复位,而应按受伤原状包扎固定。

② 骨折固定应包括上、下两个关节,在肩、肘、腕、股、膝、踝等关节处应垫棉花或衣物,以免压破关节处皮肤,固定应以伤肢不能活动为度,不可过松或过紧。

③ 搬运时要做到轻、快、稳。

6. 伤员搬运

运送伤者是现场急救的重要内容,是关系到伤者能否安全到达医院而获得全面有效救治过程的一个重要环节。无论运载工具多么先进,伤者从受伤或发病现场被搬运到担架、急救车、飞机等过程中,都需要搬运者掌握正确的搬运方法,避免二次损伤。创伤的搬运护送包括如何将伤者从受伤现场搬出,以及经现场急救后用急救车等护送到医院两个方面。如从汽车驾驶室、倒塌的物体下、狭窄的坑道、旅游景点、家庭住宅区等搬出伤者。搬运目的:使伤者脱离危险区,实施现场急救;尽快使伤者获得专业医疗;避免伤者的扭曲、坠落等,防止损伤加重;最大限度地挽救生命,减轻伤残。

正确的搬运方法能减少病人的痛苦,防止损伤加重。错误的搬运方法不仅会加重伤者的痛苦,还会加重损伤。现场急救时,要根据伤者的伤情和特点分别采取搀扶、背运、双人搬运等措施。疑有脊柱、骨盆、双下肢骨折时,不能让伤者站立;疑有肋骨骨折的伤者不能采取背运的方法;伤势较重,有昏迷,内脏损伤,脊柱、骨盆骨折,双下肢骨折的伤者应采取担架器材搬运方法,现场如无担架,应制作简易担架,并注意禁忌范围。

伤员搬运注意事项:在人员、器材未准备完好时,切忌随意搬动。运送时尽可能不摇动伤（病）者的身体。若遇脊椎受伤者,应将其身体固定在担架上,用硬质担架搬送。切忌1人抱胸,1人搬腿的双人搬抬法。根据不同的伤情和环境采取不同的搬运方法,避免再次损伤和由于搬运不当造成的意外伤害。搬运过程中,随时观察呼吸、体温、出血、面色病情变化,注意患者体位,并给予保暖。救护人员在搬运时,应经常地交谈,以保持协调一致。

任务总结

现场急救处理原则:

1. 先抢后救

使处于危险境地的伤病员尽快脱离险地,移至安全地带后再救治。

2. 先重后轻

对大出血、呼吸异常、脉搏细弱或心跳停止、神志不清的伤病员,应立即采取急救措施,挽救生命。昏迷伤病员应注意维持呼吸道通畅。伤口处理一般应先止血,后包扎,再固定,并尽快妥善地转送医院。

3. 先救后送

现场所有的伤病员需经过急救处理后,方可转送至医院。

处理要点和注意事项：

1. 镇定有序的指挥：一旦灾祸突然降临，不要惊慌失措，如果现场人员较多，要一边马上分派人员迅速呼叫医务人员前来现场，一边对伤病员进行必要的处理。

2. 迅速排除致命和致伤因素：如搬开压在身上的重物，撤离中毒现场，如果是触电意外，应立即切断电源；清除伤病员口鼻内的泥沙、呕吐物、血块或其他异物，保持呼吸道通畅等。

3. 检查伤员的生命体征：检查伤病员呼吸、心跳、脉搏情况。如有呼吸心跳停止，应就地立刻进行心脏按压和人工呼吸。

4. 止血：有创伤出血者，应迅速包扎止血，材料就地取材，可用加压包扎、上止血带或指压止血等。同时尽快送往医院。

5. 如有腹腔脏器脱出或颅脑组织膨出，可用干净毛巾、软布料或搪瓷碗等加以保护。

6. 有骨折者用木板等临时固定。

7. 神志昏迷者，未明了病因前，注意心跳、呼吸、两侧瞳孔大小。有舌后坠者，应将舌头拉出或用别针穿刺固定在口外，防止窒息。

8. 迅速而正确地转运：按不同的伤情和病情，按轻重缓急选择适当的工具进行转运。运送途中随时注意伤病员病情变化。

总之，就地抢救就是保证维持伤病员生命的前提下，应抓主要矛盾，分清主次，有条不紊地进行，切忌忙乱，以免延误功丧失有利时机。

任务拓展

一、体育运动中损伤的应急处理

不科学的体育运动或者异常激烈的竞技项目中，往往会出现不同程度的损伤，有的损伤如不及时救治，则会危及生命，有的损伤救治得快慢将影响事后的愈合程度。

1. 腹痛

腹痛在日常生活中很多见，引起的原因很复杂，腹腔的脏器病变和腹腔以外的疾病，如胸部疾病、脊柱伤病都可引起腹痛。腹痛可分为急性和慢性。急性腹痛发病急、病程短；慢性腹痛起病缓、病程长。肚子痛时，如果触摸更痛，并有低烧、恶心，应考虑阑尾炎的可能。应让患者卧床，给痛区做冷敷。就医之前不要吃任何东西，否则会出现阑尾破裂，促使病情恶化。也不要服用止痛药和泻药，以免掩盖病情，造成误诊。

（1）让病人两腿屈曲侧卧，以减轻腹肌紧张度、减轻疼痛。腹膜炎以半坐位为好。

（2）观察腹痛的性质，部位，发作时间，伴随症状，尽快查明病因。病因不明时切忌盲目热敷或冷敷腹部。

（3）在病因不明时尽量不用止痛药，以免干扰疼痛的性质而误诊。

（4）精神要放松，保持乐观主义态度，注意休息，减少胃肠神经官能症引起的腹痛。

2. 昏迷

昏迷是指大脑皮层和皮层下网状结构高度抑制的一种严重脑功能障碍症状。病人意识消失，甚者对呼唤、强光、高声、痛刺激均无反应。颅内血管病、脑组织病变、感染、严重外伤、中毒、中暑、癫痫、肝病、糖尿病等均可引起昏迷。

当遇到昏迷状况是应采取以下措施：

（1）速使病人安静平卧，下颌抬高以使呼吸通畅。

（2）松解腰带、领扣，随时清除口咽中的分泌物。

（3）呼吸暂停者立即给氧或口对口人工呼吸。

（4）注意保暖，尽量少搬动病人。

（5）血压低者注意抗体克。

（6）有条件尽快输液。

（7）尽快呼叫急救站或送医院抢治。运送途中应保持呼吸道通畅。时刻观察呼吸、脉搏和血压。

3. 休克

休克是由多种原因引起的急性循环功能不全综合征。

其特征为迅速发生的精神呆滞或烦躁不安、体力软弱、四肢发冷、皮肤潮湿而苍白或有轻度发绀、脉细弱而快速、血压下降，若不及时抢救常可危及生命。

急救方法：

尽可能少搬动或扰动病人，松懈病人衣扣，让病人平卧，头侧向一方（如心源性休克伴心力衰竭者，则应取半卧位），有严重休克的，头部放低，脚抬高；但头部受伤、呼吸困难或肺水肿者可稍微提高床头；注意保暖，但勿过热，有时可给热饮料，如浓茶或姜汤一杯；有条件的可吸氧。

4. 窒息

真正的窒息在现实生活中很少发生，喝水呛到或是被食物噎到一般都不算是窒息。窒息发生时，患者不会有强烈的咳嗽，不能说话或是呼吸，脸会短时间内变成红色或紫色。

急救办法：

首先要迅速叫救护车。在等待救护车的同时，需要采取以下措施：让患者身体前倾，用手掌用力拍患者后背两肩中间的位置。如果不奏效，那么需要站在患者身后，用拳头抵住患者的腹背部，用另一只手握住那个拳头，上下用力推进推出五次，帮助患者呼吸。当患者不省人事、呼吸停止时，应进行人工呼吸。先让患者头部后仰，下颚抬起，疏通气管，然后捏紧鼻子孔，往口里大口吹气，待其胸腔鼓起，继续抢救，直至患者呼吸正常为止。

患者也可以采取这样的自救措施：将自己的腹部抵在一个硬质的物体上，比如厨房台面，然后用力挤压腹部，让卡在喉咙里的东西弹出来。此外注意，绝对不能给正在咳嗽的患者喂水或是其他食物。

二、动物（犬、猫、蛇等）抓伤、咬伤后的应急处置

1. 被猫、狗抓伤或咬伤后，要立即处理伤口。首先，在伤口上方扎止血带（可用手帕、绳索等代用），防止或减少病毒随血液流入全身。迅速用洁净的水或肥皂水对伤口进行流水清洗，彻底清洁伤口。对伤口不要包扎。迅速送往医院进行诊治，在 24 小时内注射狂犬病疫苗和破伤风抗毒素。

2. 被无毒蛇咬伤处理方法：只需要对伤口进行清洗、止血、包扎。若有条件的话可以送医院注射预防破伤风针即可。

3. 被毒蛇咬伤处理方法：应马上找到一些绷带或是鞋带类的东西，在离心脏较近的地方扎住并用清水冲洗伤口，以最短的时间到最近的医院就诊。切记，千万不要过于紧张，也不要

剧烈运动,否则会加快全身的血液循环,令蛇毒更快地到达心脏。

思考与练习

1. 如何进行人工呼吸?
2. 如何进行胸外心脏按压?
3. 止血和创伤包扎方法有哪几种? 如何进行指压止血和毛巾包扎?
4. 试述骨折固定的作用和抢救时的要点。
5. 现场急救原则是什么?

任务二　避险与逃生

任务导入

20世纪90年代初期发生在辽宁省的大连饭店火灾,有6人丧生。那么,逃生者和死难者各是怎样做的呢?

5楼的林飞康、荒井良男以毛巾捂住口鼻,从楼梯得以疏散逃生,另有2名日本客人先用从浴室里浸湿的棉被堵在门的缝隙上,然后将窗帘、被单拧成绳子,固定在暖气管上,从窗台滑下,安全逃生。日本客人楠登也具备这样的逃生知识,可惜他年事已高,手脚不灵便,终于没有躲过一劫。然而,另外的几名遇难者呢? 他们四处寻找逃生之路,却没有逃生常识,直立逃跑中导致一氧化碳中毒,无力瘫坐在地上苦苦挣扎,最后死亡。

发生诸如火灾、地震等灾害事件时,如何科学逃生与避险?

任务分析

案例中有许多的问题需要反思,造成人员伤亡的原因有哪些? 有哪些教训应该吸取?

任务实施

一、火灾逃生与避险

1. 熟悉环境,暗记出口

当你处在陌生的环境时,为了自身安全,务必留心观察疏散通道、安全出口及楼梯方位等情况,以便关键时候能尽快逃离现场。

2. 扑灭小火,惠及他人

当发生火灾时,如果发现火势并不大,且尚未对人造成很大威胁时,应当充分利用周围的消防器材,或者采用行之有效的灭火方法,奋力将小火控制扑灭,千万不要惊慌失措地乱叫乱跑,置小火于不顾而最终酿成大灾。

3. 保持镇静,迅速撤离

突遇火灾,面对浓烟和烈火时,首先要强令自己保持镇静,然后迅速判断危险地点和安全地点,再快速确定逃生的办法,尽快撤离险地。千万不要盲目地跟从人流而相互拥挤、乱跑乱窜。撤离时要注意,尽量朝明亮的地方或者外面空旷的地方跑。若前行的通道已被烟火封阻,则应背向烟火方向迅速离开,设法通过阳台、气窗、天台等向室外逃生,如果在楼上,切记不要跳楼。

4. 不入险地,不贪财物

在火场中,人的生命是最重要的。身处险境,应尽快撤离,不要因害羞或顾及贵重物品,而把宝贵的逃生时间浪费在穿衣或者寻找搬离贵重物品上。已经逃离险境的人员,切莫重返险地寻找钱财而自投罗网。

5. 简易防护,蒙鼻匍匐

逃生时如果经过充满烟雾的路线,切记要防止因吸入大量烟气而中毒窒息的危险,因此,可采用毛巾、口罩蒙鼻匍匐撤离的办法。因为烟雾较空气轻而飘于上部,贴近地面撤离是避免吸入烟气、滤去毒气的最佳方法。穿过烟火封锁区,应佩戴防毒面具、头盔、阻燃隔热服等护具,如果没有这些护具,则可向头部、身上浇冷水或者用湿毛巾、湿棉被、湿毯子等将头部和身体裹好,再冲出去。爬行时要将手、肘、膝盖紧靠地面,并沿着墙壁边缘逃生,以免跑错方向。

6. 火已及身,切勿惊跑

经过火焰区域时,要先浸湿衣服,或者用湿棉被(湿毛毯)裹住头和身体,以防止身上着火,然后迅速通过火焰区域。万一身上着火,千万不可因害怕而乱跑或者用手拍打,因为奔跑或者拍打时会形成风势,促旺身上已燃的火势,正确的做法是应该赶紧设法脱掉衣服或者就地打滚扑压身上的火苗。如果近旁有水源,可用水浇燃烧的衣服或者跳入水中,如果同伴身上着火,可用衣被等物覆盖的方法灭火,或者用水灭火。

7. 善用通道,莫入电梯

按规范标准设计建造的建筑物,都会有两条以上的逃生楼梯通道或安全出口。发生火灾时,就要根据情况选择进入相对较为安全的楼梯通道或安全出口来逃生。除可以利用的楼梯通道或安全出口外,还可以利用建筑物的阳台、窗台、屋顶等攀到周围的安全地点,然后沿着落水管等物体滑下楼来脱险。火灾发生时,高层建筑中的电梯供电系统随时会断电,电梯也会因巨热作用随时变形,从而失去输送功能,如果此时走进电梯就会被困在电梯内。另外,由于电梯井直通各楼层,火灾时有毒的烟雾瞬间便会弥漫到电梯内而直接威胁人的生命,因此,切记火灾发生时,千万不要乘普通的电梯逃生。

8. 缓降逃生,滑绳自救

高层或者多层公共建筑内一般都设有高空缓降器或者救生绳,火灾时,人员可以通过这些设施安全地离开危险的楼层。如果没有这些专门设施,在安全通道又已被堵死,救援人员也不能及时赶到的情况下,你可以迅速利用身边的绳索设法逃生。如果没有绳索,可利用床单、窗帘、衣服等自制简易救生绳,然后用水打湿,从窗台或阳台沿绳索缓滑到下面楼层或地面快速逃生。

9. 避难场所，固守待援

一旦发生火灾，如果逃生通道已被火焰与浓烟切断，而且短时间内无救援人员到达时，可采取自创避难场所而固守待援的办法。首先，应迅速关紧迎火的门窗，再打开背火的门窗，接着用湿毛巾、湿布堵塞迎火门窗的门窗缝，或者用湿棉被直接蒙上门窗，以防止烟火渗入，然后不停地用水淋湿房间，降低温度，固守房内，直到救援人员到达。

10. 急发信号，寻求援助

火灾时，被烟火围困而暂时无法逃离的人员，应尽量待在阳台或窗口等易于被人发现的地方。白天，可以向窗外晃动鲜艳衣物，或者向外抛耀眼的东西；晚上，可以用手电筒不停地在窗口晃动或者重敲东西，来及时发出有效的求救信号，以引起救援者的注意。消防人员进入室内都是沿墙壁摸索行进，所以一旦被烟气窒息而失去自救能力时，应最大努力滚到墙边或门边，这样便于消防人员寻找营救；此外，滚到墙边也可防止房屋塌落砸伤自己。火灾中被困人员只有充分暴露自己，才能给营救者争取到宝贵的时间，也才能及时拯救自己。

概括讲，面对突如其来的火灾，只要坚持"三要"、"三救"、"三不"的原则，就能够化险为夷，绝处逢生。

"三要"：一是要熟悉自己住所的环境；二是遇火灾时要保持沉着冷静，三是要警惕烟毒的侵害。

"三救"：一是选择逃生通道自救；二是结绳下滑自救，三是向外界求教。

"三不"：一是不乘普通电梯.二是不轻易跳楼；三是不贪图财物。

火灾逃生中的五种错误行为主要有：

1. 原路脱险

这是人们最常见的火灾逃生行为模式。因为大多数建筑物的内部平面布置、道路出口一般不为人们所熟悉，一旦发生火灾时，人们总是习惯沿着进来的出入口和楼道进行逃生，当发现此路被火烟封死时，才被迫寻找其他出入口。殊不知，此时已失去最佳逃生时间。因此，当我们进入新的环境（如商场、宾馆、大厦等）时，一定要对周围的环境和出入口进行必要的了解与熟悉。多想万一，以备不测。

2. 向光朝亮

这是在紧急危险情况下，由人的本能、生理、心理所决定的。在灾难面前，人们总是习惯向有光亮的方向逃生，认为光和亮就意味着生存的希望，它能为逃生者指明方向，而殊不知，这时的火场中，90％的可能是电源已被切断，或者线路因火灾已造成短路，光和亮的地方正是火魔逞威之处。因此，在火场中一定要保持镇静，辨明情况再做决定，切记不要盲目行动。

3. 盲目追随

当人的生命突然面临危险状态时，极易因惊慌失措而失去正常的判断思维能力，当听到或看到有人在前面跑动时，第一反应就是盲目地紧随其后。常见的盲目追随行为模式有跳楼、跳窗、躲进卫生间、浴室门角等。只要前面有人带头，追随者就会毫不犹豫地跟随其后。克服盲目追随的最好方法就是平时要多了解掌握火灾自救与逃生的知识，只有这样，才能避免大难临头时没有主见而随波逐流的错误行为。

4. 自高向下

俗话说：人往高处走，火焰向上飘。当高楼大厦发生火灾，特别是高层建筑一旦失火时，人们总是习惯地认为,火是从下面往上着的,越高越危险,越下越安全,只有尽快逃到一层,跑出室外,才有生的希望。殊不知,这时,所处位置的下层可能已是一片火海,盲目地朝楼下逃生,有可能是自投火海。随着消防装备现代化程度的不断提高,在发生火灾时,有条件的可登上房顶,或者在房间内采取有效的防烟防火措施,然后等待救援也不失为明智之举。

5. 冒险跳楼

人们在开始发现火灾时,会立即做出反应,这时的反应大多还是比较理智的分析与判断;但是,当自己选择的路线逃生失败时,或者发现因自己的判断失误而逃生之路又被大火封死时,人们就会根容易失去理智。此时要切记,万万不可盲目采取跳楼的冒险行为,以避免摔伤或者摔死,而应另想比较安全的逃生办法。

尽管火灾对人民的生命财产有着巨大的威胁,但只要我们平时积累掌握了必要的防火救火知识和自救逃生的本领,就可以完全避免火灾的发生,就可以让火灾远离我们自己,远离我们的家园,就可以把火灾造成的损失降到最低程度。

二、地震逃生与避险

1. 选择夹角避震

地震发生时,立即选择炕沿下、床前、桌下,蹲身抱头,以躲避房盖、墙砖等物体的打击。因为这些地方可形成遮蔽塌落物体的生存空间。但要注意切勿钻到床底下,床和桌子要坚固。衣柜不能是板式的,不要太高,太高可能倾倒。

2. 选择厨房、厕所避震

如果住的是水泥现浇板或水泥预制板屋顶的房子,地震发生时,应立即进入厨房、厕所等处,因为这些地方开间小,有上下水管道连接,既能起到一定的支撑作用,又可能找到维持生存的水和食物,有可能减少伤亡。其弊端是回旋余地小,令人体缺少遮挡物。

3. 首先保护自己

要尽可能多地保存有生力量。地震发生在一瞬间,不容多考虑,应当机立断,先保护好自己,如果有可能顺便再保护别人。要记住:只有保存了自己,才有可能去抢救他人。还要注意自己脱险后,要先救活人,先救容易救的,然后再救难救的。以争取时间,在最短的时间内救更多的人。

4. 护住头、口、鼻

如果自己已经被埋在了废墟下面,千万不要惊慌。要头脑冷静,先用手保护好头部和鼻子、嘴,以免受伤和让灰土进入呼吸道。在手能动的情况下,先用手扒掉挤压身体的土石砖块,增大活动空间。如果四肢或上肢被压住不能动弹,就要注意保存体力、养精蓄锐。此时,精神的力量是巨大的,千万不能绝望,要坚定自己能活下去的决心,要以顽强的意志等待救援。面对危险,哭是没有用的,唯有自救互救才有活下来的可能。

5. 不要大声呼喊

需要注意的是:地震时被砸在里面后,要立足于自救,千万不要大声呼喊,尽量减少体力消耗,你坚持的时间越长,获救的可能性越大。须知被压在里面的人听外面的声音清楚,里面发出的声音外面却不易听见。要积蓄体力,听到外面有人时再大声呼救。

6. 积蓄水源节省使用

水是维持生命所必需的。地震后受困在封闭空间时，要千方百计找水。没有水要找容器保存自己的尿液饮用；没有尿要找湿土吮吸。要做较长时间打算，液体只做润唇、小饮而绝不可大喝。如果困在里面时间过长，就要找一切可能吃的东西充饥。

7. 巩固生存空间

被埋在废墟里，首要的是保护好自己。要尽快用砖块将头上身上的天花板顶住，以防在余震中把自己砸伤。要想方设法用棍子给自己捅出一个出气孔，以防止窒息。

8. 创造逃生条件

地震受困后，只要能动，就要想方设法钻出去。要寻找可以挖掘的工具，如刀子、铁棍、铁片等用来挖掘废墟。要凭眼睛、耳朵和体感找准逃生方向：哪里可以看到光线就说明距离短，哪里可以听到声音就说明距离近，哪个方向感觉风大就说明距离近等。

9. 坚持就能胜利

需要强调的是，被埋在废墟里面的人，只要能坚持下去，生存概率还是很高的。如1976年唐山大地震时，市区约有86%的人被埋压，在极震区约有90%以上的人被埋压。以数字计算，在近70万市民中，约有63万人被埋压，其中因埋压死亡近10万人，约占被埋压人数的16%。

三、被毒气笼罩时如何逃生

在突发化学事故或遭遇恐怖毒气袭击时，为了及时进行救援或组织居民撤离毒区，而又无法一次找到足够的标准防护器材，可利用日常生活用品或手头材料制作简易防护器具，迅速逃离染毒区，重点要防护眼睛、呼吸道和四肢皮肤。

1. 可用透明的塑料食品袋套在头部，在口鼻部开口通气并外戴口罩，而颈部用毛巾扎住，这样就制成一个简易的呼吸道、眼睛的防护罩，然后迅速离开毒区。

2. 也可用口罩或毛巾浸肥皂水、小苏打液体等，稍拧干至呼吸阻力不大时捂住口鼻迅速离开毒区。如对眼睛有刺激，可用游泳镜等对眼睛进行防护。

3. 用手套、雨鞋可对四肢皮肤进行防护，雨衣、塑料薄膜帆布、被单、雨伞、帽子等都可遮住身体各部位，防止毒气侵害。

4. 转移、疏散至上风方向或有滤毒通风设施的人防工事、防毒掩蔽部等集体防护工事中，能较长时间地进行医疗救护、休息而不致遭受伤害。

5. 如来不及转移，毒区所在人员应在简易防护下进入坚固、密闭性能好、有隔绝防护能力的钢筋混凝土和砖混合结构的多层建筑物内，即便是关紧的木制门窗也可将伤害降至50%以下。

6. 进入后要立即堵住与外界明显相通的裂缝，关闭通风机、空调机，熄灭火源。尽可能停留在房间内背风一端和外层门窗最少的位置，待有毒气体散后尽快打开下风方向门窗通风。

案例：印度博帕尔毒气泄漏案

1969年，美国联合碳化物公司在印度中央邦博帕尔市北郊建立了联合碳化物（印度）有限公司，专门生产滴灭威、西维因等杀虫剂。这些产品的化学原料是一种叫异氰酸甲酯（MIC）的剧毒气体。1984年12月3日凌晨，这家工厂储存液态异氰酸甲酯的钢罐发生爆炸，40吨毒气很快泄漏，引发了20世纪最著名的一场灾难。

根据印度政府公布的数字,在毒气泄漏后的头3天,当地有3 500人死亡。不过,印度医学研究委员会的独立数据显示,死亡人数在前3天其实已经达到8 000至1万,此后多年里又有2.5万人因为毒气引发的后遗症死亡。还有10万当时生活在爆炸工厂附近的居民患病,3万人生活在饮用水被毒气污染的地区。

博帕尔毒气泄漏事件迄今陆续致使超过55万人死于和化学中毒有关的肺癌、肾衰竭、肝病等疾病,20多万博帕尔居民永久残废,当地居民的患癌率及儿童夭折率也因为这次灾难远比印度其他城市高。博帕尔毒气泄漏已成为人类历史上最严重的工业灾难之一。

任务总结

各种灾害逃生不是一看便会的,就算是我们早已把各个方法铭记在心,也难免在遇到真实情况时,会一下子蒙掉,所以很多时候我们要保持冷静。

任务拓展

一、高层建筑火灾的逃生方法

高层建筑发生火灾后的特点是火势蔓延速度快,火灾扑救难度大,人员疏散困难。在高层建筑火灾中被困人员的逃生自救可以采用以下几种方法:

1. 尽量利用建筑内部设施逃生

利用消防电梯、防烟楼梯、普通楼梯、封闭楼梯、观景楼梯进行逃生;利用阳台、通廊、避难层、室内设置的缓降器、救生袋、安全绳等进行逃生;利用墙边落水管进行逃生;将房间内的床单或窗帘等物品连接起来进行逃生。

2. 根据火场广播逃生

高层建筑一般装有火场广播系统。当某一楼层或楼层某一部位起火,且火势已经蔓延时,不可惊慌失措盲目行动,而注意听火场广播和救援人员的疏导信号,从而选择合适的疏散路线和方法。

3. 自救、互救逃生

利用各楼层存放的消防器材扑救初起火灾。充分运用身边物品自救逃生(如床单、窗帘等)。对老、弱、病残、孕妇、儿童及不熟悉环境的人要引导疏散,共同逃生。

二、商场(集贸市场)火灾的逃生方法

商场(集贸市场)可燃物多,火灾荷载大,人员密度大,火灾危险性很大,一旦发生火灾,扑救难度大,人员疏散困难,易造成重大的人员伤亡,要想从商场(集贸市场)火灾中成功地逃生,就必须掌握正确的逃生方法。

1. 熟悉所处环境

走进商场等不熟悉的环境,应留心看一看楼梯、安全出口的位置,以及灭火器、消火栓、报警器的位置,以便有火警时及时逃出危险区或将初起火灾及时扑灭,并在被围困的情况下及时向外报警求救。只有养成这样的好习惯,才能有备无患。

2. 利用疏散通道逃生

主要是利用商场设定的室内楼梯、室外楼梯或消防电梯等,尤其是在初起火灾阶段,要及时利用这些通道逃生。

3. 自制器材逃生

主要是利用一切可以利用物品用作自我保护、开辟疏散通道。

4. 利用建筑物逃生

即利用落水管、室外突出部位,各类门、窗以及避雷网(线),进行逃生或转移。

5. 寻找避难处所逃生

如到室外阳台、楼层平台等待救援;选择火势、烟雾难以进入的房间,关好门窗,堵塞间隙,或浇湿可燃物,阻止或减缓火势和烟雾的蔓延。无论白天或夜晚,被困者应不断发出各种呼救信号,以引起救援人员注意而得救。

三、公交车发生火灾时的逃生方法

公交车是人们生活中不可缺少的交通工具,人员众多是其一个最大的特点,一旦发生火灾我们应采取以下几种自救的方法:

1. 当发动机着火后,驾驶员应开启车门,令乘客从车门下车。然后,组织乘客用随车灭火器扑灭火焰。

2. 如果着火部位在汽车中间,驾驶员打开车门,让乘客从两头车门有秩序地下车。在扑救火灾时,有重点保护驾驶室和油箱部位。

3. 如果火焰小但封住了车门,乘客们可用衣物蒙住头部,从车门冲下。

4. 如果车门线路被火烧坏,开启不了,乘客应砸开就近的车窗翻下车。

5. 开展自救、互救方法逃生。

在火灾中,如果乘车人员衣服被火烧着了,不要惊慌,应沉着冷静的采取以下措施:

1. 如果来得及脱下衣服,可以迅速脱下,用脚将火踩灭。

2. 如果来不及脱下衣服,可以就地打滚,将火滚灭。

3. 如果发现他人身上的衣服着火时,可以脱下自己的衣服或用其他布物,将他人身上的火捂灭,切忌着火人乱跑,或用灭火器向着火人身上喷射。

思考与练习

1. 发生火灾的应急措施有哪些?
2. 面对突如其来的火灾,要坚持"三要"、"三救"、"三不"的原则是什么?
3. 发生地震如何逃生与避险?
4. 毒气泄漏情况下如何逃生与避险?

项目六　食品安全及传染病防控

扫码掌握本章知识点

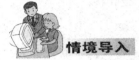

情境导入

　　天气变化非常容易导致疾病特别是传染性疾病的多发,常见的几类传染病具有明显的季节性,如果不注重个人的卫生,缺乏食品安全知识,乱买乱食"三无"食品,可能会对自己的身体造成伤害,甚至可能还会感染上传染病。那我们平时怎么样预防食物中毒呢? 发生食物中毒怎样急救? 常见的传染性疾病又有哪些呢? 它们是怎样传播的? 常见的传染病的预防措施有哪些? 本项目单元内容将会一一解答上述问题。

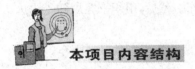

本项目内容结构

```
                              ┌─ 任务一  食物中毒
项目六 食品安全 ──┤
及传染病防控            └─ 任务二  季节性传染病防控
```

学习目标

1. 了解食物中毒的概念、种类和原因;
2. 掌握预防食物中毒的常识和方法,学习处理食物中毒的简单方法;
3. 了解传染病基本知识,知道常见传染病的传染途径有哪些;
4. 掌握常见传染病的预防措施。

任务一　食物中毒

任务导入

　　2013 年端午期间,东莞一著名食品公司第三工厂食堂用隔夜饭做成蛋炒饭给员工们当早饭,造成160名员工出现食物中毒(其中1女职工死亡),主要症状为发冷、高热、恶心、呕吐、腹痛、腹泻。经查认定为是一起因食物保存不当引起的细菌性食物中毒事件,在炎热的夏天,食物保存不当容易变质,该厂有1000多人,至少需要配备5台冰柜,但是这家食堂只有2台。

任务分析

该公司作为一家颇受大众信任的食品公司,却在自家食堂的管理上存在食品安全责任意识薄弱、食堂管理不规范、硬件设施配套不全等三大问题,在此事件的背后也可以看出该企业对员工权益缺乏足够的关心与尊重。那么,作为一名企业的从业人员,我们该怎样避免食物中毒? 发生食物中毒又该怎样自救?

本节课学习的任务是了解食物中毒的概念、种类和原因,掌握预防食物中毒的常识和方法,学习处理食物中毒的简单方法。

一、食物中毒的概念与分类

1. 食物中毒概念

食物中毒是指摄入了含有生物性、化学性有毒有害物质的食品或把有毒有害物质当作食品摄入后所出现的非传染性急性、亚急性疾病。主要表现为进食后不久出现恶心、呕吐/腹胀腹痛、腹泻为主,往往伴有发烧,吐泻严重的还能发生脱水、酸中毒,甚至休克、昏迷等症状,病情严重者可以致命。

2. 食物中毒的分类

(1)细菌性食物中毒。食物中毒中最多见的一类,发病率高,病死率低,发病有明显的季节性特点。常见有沙门菌食物中毒、变形杆菌食物中毒、副溶血性弧菌食物中毒、酵米面椰毒假单胞菌食物中毒及肉毒毒素食物中毒等。

(2)真菌及其毒素中毒。指食用被真菌及其毒素污染的食物而引起的急性疾病,其发病率较高,死亡率也较高。如赤霉病麦、霉变甘蔗中毒等。

(3)动物性食物中毒。指食用动物性有毒食品而引发的食物中毒。发病率与病死率均较高。主要有两大类食品:一是天然含有有毒成分的动物性食品;二是在一定条件下产生大量有毒成分的动物性食品。我国主要是河豚中毒。

(4)有毒植物中毒。指食用植物性有毒食品引发的食物中毒,发病特点因引起中毒的食品种类而异。

(5)化学性食物中毒。指食用化学性有害食品引起的食物中毒。发病的季节性、地区性不明显,但发病率和病死率均较高。

鉴于细菌性食物中毒占食物中毒总数的50%左右,且原因较复杂,更具有可控性,本章节讨论食物中毒原因及其预防措施主要以细菌性食物中毒为例。

二、食物中毒(细菌性食物中毒)的原因

(1)交叉感染,食品的成品在使用前一般不再加热,一旦受到致病菌污染,极易引发食物中毒。加工操作过程中如发生以下情况,就可能使食品成品受到污染。

① 成品和原料、半成品存放中相互接触(包括食品中汁水的接触)。

② 装成品和原料、半成品的工用具、盛器混用。

③ 操作人员接触原料、半成品后双手未经消毒即接触成品。

（2）从业人员带菌污染。一旦从业人员手部有破损、化脓、长疖子，或出现呕吐、腹泻等症状，便会携带大量致病菌。此外，如果从业人员患病后仍在继续接触食品，且不严格进行洗手消毒，就极易使食品受到致病菌污染，引发食物中毒。

（3）食品未烧熟煮透。

（4）食品贮存温度、时间控制不当。

（5）餐具、容器、用具不洁。

任务实施

学生分组讨论案例，结合实际生活经验，探讨食物中毒的预防与应急措施。

一、预防食物中毒（细菌性食物中毒）的措施

1. 保持清洁

（1）保持与食品接触的砧板、刀具、操作台等表面清洁。

（2）保持厨房地面、墙壁、天花板等食品加工环境的清洁。

（3）保持手的清洁，不仅在上岗操作前及受到污染后要洗手，在加工食物期间也要经常洗手。

2. 生熟分开

（1）处理熟食要做到"五专"，即专间、专人、专用工具、专用冰箱和专用消毒设备。

（2）生熟食品的容器，工用具要有明显的区分标记。

（3）从事粗加工或接触生食品的从业人员不应从事处理冷菜的工作。

3. 使用安全的水和食品原料

（1）选择来源正规、优质新鲜的食品原料。

（2）熟食品的加工处理要使用净水。

4. 控制温度

（1）有潜在危害的食品制作后至使用的时间超过 2 小时的，应在危险温度带范围之外温度条件保存。

（2）食品应快熟冷却，尽快通过危险温度带。

（3）具有潜在危害的食品原料应冷冻或冷藏保存。

（4）冷冻食品解冻应在≤5℃的冷藏条件或≤20℃的流动水条件下进行。

5. 控制时间

（1）不要过早加工食品，食品制作完成到使用应控制在 2 小时以内。

（2）生食海产品加工好至使用的间隔时间不应超过 1 小时。

（3）冷库或冰箱中的生鲜原料、半成品等，储存时间不要太长，使用时要注意先进先出。

6. 烧熟煮透

（1）烹调食品时，必须是食品中心温度超过 70℃，保险起见最好能达到 75℃并维持 15 秒以上。

（2）在危险温度带存放超过 2 小时的菜肴，食用前要彻底加热至中心温度达到 70℃以上。

（3）已变质的食品可能含有耐热（加热也不能破坏）的细菌毒素，不得再加热供应。

（4）冷冻食品原料宜彻底解冻后加热，避免产生外热内生的现象。

7. 严格洗消

（1）餐具、熟食品容器要彻底洗净消毒后食用。

（2）接触直接入口食品的工具、盛器，双手要经常清洗消毒。

8. 控制加工量

如果超负荷进行加工，就会出现食品提前加工、设施设备不够用等现象，从而不能严格按保证食品安全的要求进行操作，上述各项关键控制措施就难以做到，发生食物中毒的风险会明显增加。

二、食物中毒的应急措施

食物中毒一般具有潜伏期短、时间集中、突然爆发、来势凶猛的特点。据统计，食物中毒绝大多数发生在七、八、九三个月份。临床上表现为以上吐、下泻、腹痛为主的急性胃肠炎症状，严重者可因脱水、休克、循环衰竭而危及生命。因此，一旦发生食物中毒，千万不能惊慌失措，应冷静地分析发病的原因，针对引起中毒的食物以及服用的时间长短，及时采取如下应急措施：

1. 催吐

如果服用时间在 1～2 小时内，可使用催吐的方法。立即取食盐 20 g 加开水 200 mL 溶化，冷却后一次喝下，如果不吐，可多喝几次，迅速促进呕吐。亦可用鲜生姜 100 g 捣碎取汁用 200 mL 温水冲服。如果吃下去的是变质的荤食品，则可服用十滴水来促使迅速呕吐。有的患者还可用筷子、手指或鹅毛等刺激咽喉，引发呕吐。

2. 导泻

如果病人服用食物时间较长，一般已超过 2～3 小时，而且精神较好，则可服用些泻药，促使中毒食物尽快排出体外。一般用大黄 30 g 一次煎服，老年患者可选用元明粉 20 g，用开水冲服，即可缓泻。对老年体质较好者，也可采用番泻叶 15 g 一次煎服，或用开水冲服，也能达到导泻的目的。

3. 解毒

如果是吃了变质的鱼、虾、蟹等引起的食物中毒，可取食醋 100 mL 加水 200 mL，稀释后一次服下。此外，还可采用紫苏 30 g、生甘草 10 g 一次煎服。若是误食了变质的饮料或防腐剂，最好的急救方法是用鲜牛奶或其他含蛋白的饮料灌服。

如果经上述急救，症状未见好转，或中毒较重者，应尽快送医院治疗。在治疗过程中，要给病人以良好的护理，尽量使其安静，避免精神紧张，注意休息，防止受凉，同时补充足量的淡盐开水。

任务总结

本节课首先介绍了食物中毒的概念及分类，同时学习了食物中毒的原因，最后 3～5 人一组分析该案例,结合实际生活,提出食物中毒的预防及应急措施。

任务拓展

常见的 10 种易中毒食物

1. 鲜木耳

常见问题:鲜木耳与市场上销售的干木耳不同,含有叫作"卟啉"的光感物质,如果被人体吸收,经阳光照射,能引起皮肤瘙痒、水肿,严重可致皮肤坏死。若水肿出现在咽喉黏膜,还能导致呼吸困难。

应对方法:新鲜木耳应晒干后再食用。暴晒过程会分解大部分"卟啉"。市面上销售的干木耳,也需经水浸泡,使可能残余的毒素溶于水中。

2. 鲜海蜇

常见问题:新鲜海蜇皮体较厚,水分较多。研究发现,海蜇含有四氨络物、5-羟色胺及多肽类物质,有较强的组胺反应,引起"海蜇中毒",出现腹泻、呕吐等症状。

应对方法:只有经过食盐加明矾盐渍 3 次(俗称三矾),使鲜海蜇脱水,才能将毒素排尽,方可食用。"三矾"海蜇呈浅红或浅黄色,厚薄均匀且有韧性,用力挤也挤不出水。

3. 鲜黄花菜

常见问题:含有毒成分"秋水仙碱",如果未经水焯、浸泡,且急火快炒后食用,可能导致头痛头晕、恶心呕吐、腹胀腹泻,甚至体温改变、四肢麻木。秋水仙碱在体内氧化为"氧化二秋水仙碱",0.5~4 小时恶心、呕吐、腹痛、腹泻、头昏、头疼、口渴、喉干。

应对方法:干制黄花菜无毒。想尝尝新鲜黄花菜的滋味,应去其条柄,开水焯过,然后用清水充分浸泡、冲洗,使"秋水仙碱"最大限度溶于水中。建议将新鲜黄花菜蒸熟后晒干,若需要食用,取一部分加水泡开,再进一步烹调。

如果出现中毒症状,不妨喝一些凉盐水、绿豆汤或葡萄糖溶液,以稀释毒素,加快排泄。症状较重者,立刻去医院救治。

4. 变质蔬菜

常见问题:在冬季,蔬菜特别是绿叶蔬菜储存一天后,其含有的硝酸盐成分会逐渐增加。人吃了不新鲜的蔬菜,肠道会将硝酸盐还原成亚硝酸盐。亚硝酸盐会使血液丧失携氧能力,导致头晕头痛、恶心腹胀、肢端青紫等,严重时还可能发生抽搐、四肢强直或屈曲,进而昏迷。

应对方法:如果病情严重,一定要送院治疗。而轻微中毒的情况下,可食用富含维生素 C 或茶多酚等抗氧化物质的食品加以缓解。大蒜能阻断有毒物的合成进程,所以民间说大蒜可杀菌是有道理的。

5. 变质生姜

常见问题:生姜适宜放在温暖、湿润的地方,存贮温度以 12℃~15℃ 为宜。如果存贮温度过高,腐烂也很严重。变质生姜含毒性很强的物质"黄樟素",一旦被人体吸收,即使量很少,也可能引起肝细胞中毒变性。人们常说"烂姜不烂味",这种观点是错误的。

6. 霉变甘蔗

常见问题:霉变的甘蔗"毒性十足"。霉变甘蔗的外观无正常光泽、质地变软,肉质变成浅黄或暗红、灰黑色,有时还发现霉斑。如果闻到酒味或霉酸味,则表明严重变质。甘蔗阜孢霉、串珠镰刀菌等产生的霉菌毒素10分钟~48小时内引起头痛、头晕、恶心、呕吐、腹痛、腹泻、视力障碍;重者剧吐、阵发性痉挛性抽搐、神志不清、昏迷,幻视、哭闹。误食后,可引起中枢神经系统受损,轻者出现头晕头痛、恶心呕吐、腹痛腹泻、视力障碍等。严重者可能抽搐、四肢强直或屈曲,进而昏迷。

应对方法:观其色、闻其味之后,如果发现有可疑,请一定不要食用。因为霉变甘蔗中含有神经毒素,而且目前还没有特效的解毒药。儿童的抵抗力较弱,要特别注意。

7. 长斑红薯

常见问题:红薯表面出现黑褐色斑块,表明受到黑斑病菌(一种霉菌)污染,排出的毒素有剧毒,不仅使红薯变硬、发苦,而且对人体肝脏影响很大。这种毒素,无论使用煮、蒸或烤的方法都不能使之破坏。因此,有黑斑病的红薯,不论生吃或熟吃,均可引起中毒。

8. 生豆浆

常见问题:未煮熟的豆浆含有皂素等物质,不仅难以消化,还会诱发恶心、呕吐、腹泻等症状。

应对方法:一定将豆浆彻底煮开再喝。当豆浆煮至85℃~90℃时,皂素容易受热膨胀,产生大量泡沫,让人误以为已经煮熟。家庭自制豆浆或煮黄豆时,应在100℃的条件下,加热约10分钟,才能放心饮用。

还需注意,别往豆浆里加红糖。红糖所含醋酸、乳酸等有机酸,易与豆浆中的钙结合,产生醋酸钙、乳酸钙等块状物,不仅降低豆浆的营养价值,而且影响营养素吸收。此外,豆浆中的嘌呤含量较高,痛风病人不宜饮用。

9. 生四季豆

常见问题:四季豆又名刀豆、芸豆、扁豆等,是人们普遍食用的蔬菜。生的四季豆中含皂甙和血球凝集素,由于皂甙对人体消化道具有强烈的刺激性,可引起出血性炎症,并对红细胞有溶解作用。

此外,豆粒中还含红细胞凝集素,具有红细胞凝集作用。如果烹调时加热不彻底,豆类的毒素成分未被破坏,食用后会引起中毒。

应对方法:家庭预防四季豆中毒的方法非常简单,只要把全部四季豆煮熟焖透就可以了。每一锅的量不应超过锅容量的一半,用油炒过后,加适量的水,加上锅盖焖10分钟左右,并用铲子不断地翻动四季豆,使它受热均匀。

另外,还要注意不买、不吃老四季豆,把四季豆两头和豆荚摘掉,因为这些部位含毒素较多。使四季豆外观失去原有的生绿色,吃起来没有豆腥味,就不会中毒。

10. 青番茄

常见问题:青番茄含有与发芽土豆相同的有毒物质——龙葵碱。人体吸收后会造成头晕恶心、流涎呕吐等症状,严重者发生抽搐,对生命威胁很大。

应对方法:关键要选熟番茄。首先,外观要彻底红透,不带青斑。其次,熟番茄酸味正常,无涩味。第三,熟番茄蒂部自然脱落,外形平展。有时青番茄因存放时间久,外观虽然变红,但茄肉仍保持青色,此种番茄同样对人体有害,需仔细分辨。购买时,应看一看其根蒂,若采摘时为青番茄,蒂部常被强行拔下,皱缩不平。

思考与练习

1. 什么是食物中毒？
2. 食物中毒有哪几类？
3. 细菌性食物中毒的预防措施有哪些？
4. 简述发生食物中毒后的应急措施。

任务二　季节性传染病防控

任务导入

　　根据国家卫生计生委疾病预防控制局 2017 年 2 月 23 日发布的《2016 年全国法定传染病疫情概况》，我国（不含港澳台）2016 年全年共报告法定传染病 6 944 240 例，死亡 18 237 人，报告发病率为 506.59/10 万，报告死亡率为 1.33/10 万。

　　其中，流行性感冒、麻疹、肺结核、风疹、流行性腮腺炎、手足口病等常见季节性传染病 3 788 872 例，占总报告传染病的 54.6%。

任务分析

　　春、秋、冬三季由于天气多变，气候寒冷、干燥，若平时不注意锻炼，再加上室内空气不流通，很容易发生呼吸道传染性疾病（如：流感、流腮等），手足口病等传染病也逐渐抬头。夏季天气温度较高，细菌大量滋生，容易导致消化道传染病，较为典型的是我们上一任务单元介绍的细菌性食物中毒。

　　本节课的主要任务是了解传染病基本知识，知道常见传染病的传染途径有哪些，掌握常见传染病的预防措施。

一、传染病的基本知识

1. 传染病概念

传染病是由患传染病的病人、带菌者及病兽等，把病原体（细菌、原虫）排出体外，再通过空气、饮食、昆虫媒介、污染杂物等传播途径使一些抵抗力较弱的人得病。

2. 传染病的流行过程的基本条件

传染源：指病原体已在体内生长繁殖并能将其排出体外的人和动物。

传播途径：病原体离开传染源后，到达另一个易感者的途径。

人群易感性：对某一传染病缺乏特异性免疫力的人称为易感者，易感者在某一特定人群中的比例决定人群的易感性。

任务实施

学生分 3 或 6 组分别讨论流行性感冒、麻疹、肺结核、风疹、流行性腮腺炎、手足口病的传播途径及预防措施。

一、流行性感冒

（1）流行性感冒简称流感，是由流感病毒引起的急性呼吸道传染病，具有很强的传染性。临床特点为急起高热，体温达 39℃～40℃甚至更高，伴头痛、全身酸痛等。以全身中毒症状重，而呼吸道症状轻为特征。流感病毒若入侵器官，可引致严重的并发症，例如肺炎、支气管炎、心力衰竭等，后果十分严重。发病 3 天内传染性最强。

（2）传播途径：以空气飞沫传播为主，其次是通过病毒污染的茶具、食具、毛巾等间接传播，密切接触也是传播流感的途径之一。传播速度和广度与人口密度有关。

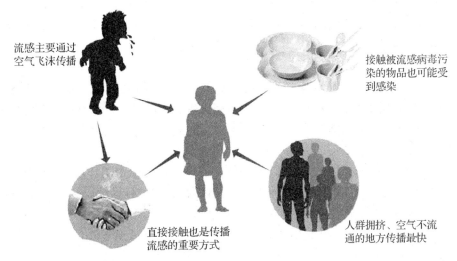

流感主要通过空气飞沫传播

接触被流感病毒污染的物品也可能受到感染

直接接触也是传播流感的重要方式

人群拥挤、空气不流通的地方传播最快

图 6-1　流行性感冒传播途径

（3）预防措施：接种流感疫苗被国际医学界公认是防范流感的最有效的武器。由于流感病毒变异很快，通常每年的流行类型都有所不同。因此，每年接种最新的流感疫苗才能达到预防的效果。另外，锻炼身体，增强体质，在流感季节经常开窗通风，保持室内空气新鲜，尽量少去人群密集的地方等等，也是预防流感的有效措施。

二、麻疹

（1）麻疹是一种由麻疹病毒引起的急性呼吸道传染病，主要发生在冬春季节。凡是没有接种过麻疹疫苗的人，接触后 90％以上均会发病，1～5 岁小儿发病率最高。临床特征为发热、流涕、咳嗽、眼结膜炎、口腔黏膜斑及全身皮肤斑丘疹。常可并发肺炎，而危及婴幼儿生命。其发疹特点为先热后疹，皮疹颜色深，疹间参差不齐，手摸粗糙，疹后皮肤呈皮糠样改变。传染期一般为出疹前 5 日至出疹后 5 日，以潜伏期末到出疹后 1～2 日传染性最强。患病后可获得持久免疫力，第二次发病者较少见。

（2）传播途径：病人是唯一的传染源，病人的眼结膜、鼻、口、咽等处的分泌物（如眼泪、鼻涕、痰等)以及尿和血液中都存在着麻疹病毒。

(3)预防措施:尽量减少和患者及其患者家属接触是预防麻疹的关键。做好保健工作,按时接种麻疹疫苗,室内空气流通,流行季节少到公共场所,锻炼身体,增强抗病能力。

三、肺结核

(1)结核病是由结核分枝杆菌引起的慢性传染病,可侵及许多脏器,以肺部结核感染最为常见。肺结核的主要症状:咳嗽咳痰三周以上,或痰中带血丝,应怀疑得了肺结核病。连续三周以上的咳嗽、咳痰通常是肺结核的一个首要症状,如果同时痰中带有血丝,就有极大的可能是得了肺结核病。其他常见的症状还有低烧、夜间盗汗、疲乏无力、体重减轻、月经失调等。

(2)传播途径:主要通过病人咳嗽、打喷嚏或大声说话时喷出的飞沫传播给他人,特别是有咳嗽症状的排菌肺结核病人,其传染性最大,是最主要的传染源。健康人吸入了飘浮在空气中的结核杆菌就有可能感染上结核病。

(3)预防措施。

① 生活有规律:避免长期过劳和精神紧张,饮食均衡,适当进行锻炼,增强抵抗力。

② 预防与结核病有关的相关疾病:如糖尿病,可使结核病发生机会增加4倍。又如艾滋病,可使结核病发生机会增加30倍。

③ 防止结核菌传播。

1)减少结核菌播散。加强健康教育,使大家懂得结核病的危害和传染方式(因其是呼吸道传染),养成人人不随地吐痰的卫生习惯;结核病患者的痰应进行焚烧或药物消毒处理;病人在咳嗽、打喷嚏时,要用手帕捂住嘴或戴口罩,不要近距离面对他人大声说话;病人所用物品应经常消毒和清洗。

2)减少环境中结核菌的浓度。结核菌容易在通风不良的较密闭环境(如冬季居室内、拥挤的集体宿舍或工棚)中传播。因此要养成定时开窗通风的习惯,尽量让日光进入室内。

3)注意隔离,减少接触传染源。隔离排菌肺结核病人,其不要到拥挤的人与人接触频繁的场所活动或工作。家庭成员中的病人,除积极治疗和经常通风换气外,最好单独住一室,无条件者也要分床睡。

④ 为儿童接种卡介苗。

四、风疹

(1)由风疹病毒引起的急性呼吸道传染病,多见于冬春季,经空气传播,儿童普遍易感,感染后主要表现为低热、畏寒、头痛、流涕、上呼吸道炎症、耳后及枕部淋巴结肿大,发热当天全身可见以四肢为主的分布均匀的淡红色圆形或卵形点状充血性斑丘疹,24小时可遍布全身,痒感不明显,一般皮疹二至三天开始从上到下陆续消退,退疹后不留痕迹,干净如常。患病后产生免疫力。

(2)传播途径:传染源主要是病人和先天性风疹的患儿,病人鼻咽部分泌物(如鼻涕、痰等)、血及尿中均带有病毒,主要经空气飞沫传播,一年四季均可传染得病,以冬春季为多。风疹病毒还可通过胎盘感染胎儿,如果孕妇在怀孕期间感染本病,可导致胎儿畸形。

(3)预防措施:预防风疹最可靠的手段是接种风疹疫苗。在春季风疹高发期,尽量少到人群密集的场所,如商场、影院等地,避免与风疹病人接触。保持室内开窗通风,空气流通,增加户外活动,加强体育锻炼,讲究个人卫生。

五、流行性腮腺炎

（1）流行性腮腺炎简称流腮，由腮腺炎病毒所引起，全年均可发病，但以冬春为主。经空气飞沫传播。临床特征为发热及腮腺肿大，腮腺周围组织水肿，周围皮肤张紧发亮。流行性腮腺炎本身并不严重，一旦发生并发症对孩子的健康影响较大。其并发症可能导致：男性睾丸炎、女性卵巢炎、脑膜炎等。

（2）传播途径：病人是唯一的传染源，主要通过飞沫传染，少数通过用具间接传染，传染性强。

（3）预防措施：及时隔离患者至消肿为止。接种腮腺炎疫苗。

六、手足口病

（1）手足口病是由多种肠道病毒引起的一种儿童常见传染病。手足口症状一般比较轻，大多数患者发病时，往往先出现发烧症状，通常在 38℃左右，在患儿手、足、臀部出现斑丘疹或疱疹，口腔黏膜出现疱疹或溃疡，疼痛明显，患儿往往会流涎、拒食。部分患儿可伴有咳嗽、流涕、食欲不振、恶心、呕吐、头疼等症状。皮疹通常会在一周内自行消退，同时体温也会下降。多数预后良好，不留后遗症。极少数患儿病情较重，可并发脑炎、脑膜炎、心肌炎、肺炎等。这类患儿大多持续高热，病情发展迅速，以 2 岁以内患儿多见，如不及时治疗可危及生命，引起死亡。

（2）传播途径：主要经消化道或呼吸道飞沫传播，亦可经接触病人皮肤、黏膜疱疹液而感染。

（3）预防措施：勤洗手、勤通风，流行期间避免去人群聚集、空气流通差的公共场所。儿童出现相关症状要及时到正规医疗机构就诊。

任务总结

本节课首先介绍了传染病的基本概念，了解了什么是传染病以及传染病流行的基本条件，然后分 3 组或 6 组分别讨论常见的流行性感冒、麻疹、肺结核、风疹、流行性腮腺炎、手足口病等 6 种传染病，对应总结出传播途径及预防措施。

任务拓展

埃博拉出血热是由埃博拉病毒引起的一种急性出血性传染病。主要通过接触病人或感染动物的血液、体液、分泌物和排泄物及其污染物等而感染，临床表现主要为突起发热、咄血和多脏器损害。埃博拉出血热病死率可高达 50％～90％。本病于 1976 年在非洲首次发现，主要在苏丹、刚果民主共和国、科特迪瓦、加蓬、南非、乌干达、刚果、几内亚、利比里亚、塞拉利昂、尼日利亚等非洲国家流行。目前尚无预防埃博拉出血热的疫苗，及时发现、诊断和严格隔离控制病人，密切接触者隔离医学观察，加强个人防护与感染控制等是防控埃博拉出血热的关键措施。

2014 年西非埃博拉病毒疫情是自 2014 年 2 月开始爆发于西非的大规模病毒疫情，截至 2014 年 12 月 2 日，世界卫生组织关于埃博拉疫情报告称，几内亚、利比里亚、塞拉利昂、马里、美国以及已结束疫情的尼日利亚、塞内加尔与西班牙累计出现埃博拉确诊、疑似和可能感染病例 17 290 例,其中 6 128 人死亡。

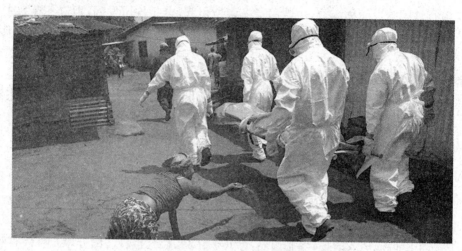

图 6 - 2　2014 年利比里亚埃博拉疫情图

埃博拉病毒不能通过飞沫传播,故其传染性没有麻疹或流感那么强。麻疹或流感患者在出现症状之前就可以传播病毒,埃博拉病毒感染者只在出现症状后才具有传染性。

与感染者分泌物的直接接触,如唾液,是埃博拉病毒传播的基本途径。但埃博拉病毒不能通过咳嗽或打喷嚏传播,也不会通过偶然的接触传播。它通过患者的分泌物如呕吐物,腹泻物或血液传播,还可以通过直接接触患者的唾液、汗液和眼泪传播。

思考与练习

1. 举例说明常见的季节性传染病有哪些。
2. 传染病流行的基本条件是什么?
3. 流行性感冒的预防措施有哪些?
4. 肺结核的预防措施有哪些?